KURT LANGBEIN
Weißbuch Heilung

W0053682

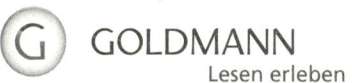

GOLDMANN
Lesen erleben

Buch

Barbara Gabler öffnet die Tür und begrüßt mich mit Zurückhaltung, aber spürbarem Interesse. Sie lässt mich zunächst Platz nehmen. Ich beantworte die Fragen danach, was mich hierher gebracht hat. Zuerst ein früh erkannter Darmkrebs, dann ein Melanom und schließlich die Diagnose Prostatakrebs mit nicht sehr günstiger Prognose. Frau Gabler gehört zu den schätzungsweise 50.000 Menschen im deutschen Sprachraum, die behaupten, dass sie mit der Kraft ihrer Hände oder Gedanken andere Menschen in ihrer Gesundheit beeinflussen können. Früher hätte man die Heilerin wohl als Hexe bezeichnet. Später lässt sie mich auf der Liege Platz nehmen. Ihre Hände gleiten in zirka zehn Zentimeter Abstand über meinen Körper. Ich spüre trotz dieser physischen Distanz deutlich die Wärme der Hände – oder ist es eine andere Wärme? – und bin beeindruckt. Alles in mir scheint sich zu entspannen.

Auf der Suche nach Antworten auf die Frage, wie Heilung zustande kommt, hat Kurt Langbein mit Patienten, Ärzten, Wissenschaftlern und Heilern gesprochen. Was macht zum Beispiel Barbara Gabler mit Menschen? Macht sie überhaupt etwas? Kann es sie geben, diese geheimnisvolle Energie, die hier fließen soll? Und worin besteht sie?

Autor

Kurt Langbein wurde 1953 in Budapest geboren und studierte in Wien Soziologie. Er war von 1979 bis 1989 Redakteur für TV-Reportagen im ORF und von 1989 bis 1992 Leiter des Wissenschaftsressorts beim Nachrichtenmagazin „profil". Seit 1992 ist er geschäftsführender Gesellschafter der Produktionsfirma Langbein & Partner Media. Er ist unter anderem Autor des Bestsellers *Bittere Pillen*, eines der erfolgreichsten Sachbücher im deutschen Sprachraum. 2013 wurde Kurt Langbein für seine engagierten und kritischen Fernsehbeiträge mit dem Axel-Corti-Preis ausgezeichnet.

Kurt Langbein

Weißbuch Heilung

Wenn die moderne Medizin
nichts mehr tun kann

GOLDMANN

Der Verlag weist ausdrücklich darauf hin, dass im Text enthaltene externe Links vom Verlag nur bis zum Zeitpunkt der Buchveröffentlichung eingesehen werden konnten. Auf spätere Veränderungen hat der Verlag keinerlei Einfluss. Eine Haftung des Verlags ist daher ausgeschlossen.

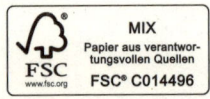

Verlagsgruppe Random House FSC® N001967

1. Auflage
Taschenbuchausgabe Mai 2016
© 2016 Wilhelm Godmann Verlag, München
in der Verlagsgruppe Random House GmbH,
Neumarkter Straße 28, 81673 München
© 2014 Ecowin, Salzburg
bei Benevento Publishing, eine Marke der Red Bull Media House GmbH
Umschlaggestaltung: UNO Werbeagentur, München
Umschlagmotiv: nach einer Covergestaltung von s-stern.com
SSt · Herstellung: cb
Satz: Satzwerk Huber, Germering
Druck und Bindung: GGP Media GmbH, Pößneck
Printed in Germany
ISBN 978-3-442-22164-6

www.goldmann-verlag.de

»Wer nicht
an Wunder glaubt, ist kein Realist.«

Walter Gallmeier, Mediziner

Inhalt

Eine persönliche Entdeckungsreise

Wien-Döbling, eigentlich ein nobler Bezirk, aber an dieser Ecke sieht es eher traditionell-proletarisch aus. Eines jener Häuser, welche die sozialdemokratische Gemeinde in den legendären 1920er-Jahren errichtet hat, irgendwie kleinteilig trotz der Größe, irgendwie heimelig trotz der vielen Stockwerke, damals hat Architektur noch Gefühl für menschliche Dimensionen gehabt. Barbara Gabler öffnet die Tür und begrüßt mich mit Zurückhaltung, aber spürbarem Interesse. Sie lässt mich zunächst auf einem Sessel vis-à-vis von ihrem Stuhl Platz nehmen. Eine winzige, aber klug angelegte Wohnung, sparsam eingerichtet, ein wenig der studentische Ikea-Look der 1980er-Jahre.

Ich beantworte die Fragen danach, was mich hierher gebracht hat. Zuerst ein früh erkannter Darmkrebs, dann ein Melanom und schließlich die Diagnose Prostatakrebs mit nicht sehr günstiger Prognose. Strahlentherapie, Brachytherapie, alles ganz gut überstanden. Jetzt der Wille und die Sehnsucht, das Leben anders anzugehen, weil ich seine Begrenztheit erfahren habe und jeden Tag, jede Stunde, jede Minute spüre – freudig, aber auch ungeduldig, wenn sich wichtige Dinge mühsam entwickeln, statt zügig voranzugehen. Und der Wunsch, mehr innere Balance zu gewinnen und damit die Kraft, die nötig ist, um jenen Teil von mir, der sich immer wieder als wuchernde Zellhaufen gegen mich gerichtet hat, wieder zu besänftigen. Und um den anderen Teil in mir wieder in die Lage zu versetzen, mit Krebszellen fertigzuwerden, wenn sie wieder im Übermaß auftreten.

Barbara Gabler macht sich Notizen. Dann hält sie kurz inne, als würde sie konzentriert nachdenken, sich an etwas erinnern. Was war 1953 im Früherbst, fragt sie, sie sehe da dunkle Seiten an mir. Da war ich noch im Bauch meiner Mutter, sage ich, und ein eigenartiger Schwindel packt mich.

Frau Gabler meint, meine Meridiane laufen verkehrt, und will mir erklären, was sie meint. Sie lässt mich den Arm ausstrecken, sagt, ich solle ihn mit Kraft waagrecht halten, und drückt auf den Unterarm. Ich leiste kraftvoll Widerstand. Dann lässt sie mich im Raum einen kleinen Kreis gehen und wiederholt den Vorgang. Nun kann sie meinen Arm ohne Mühe nach unten drücken, ich bin erstaunt über die Schwäche meiner Muskeln. Jetzt soll ich einen kleinen Kreis rückwärts gehen, sagt sie, und sie wiederholt danach das Prozedere erneut. Mein Arm ist wieder kräftig.

Mit Klopfen auf diverse Akupunkturpunkte bei den Schlüsselbeinen, den untersten Rippen, dem Brustbein, sagt sie nun, während sie gleichzeitig die Klopftechnik vormacht, kann ich selbst die Energieflüsse der Meridiane beeinflussen. Ich mache das nach und wundere mich nur noch ein wenig, als danach die Armmuskeln stark bleiben, auch nachdem ich einen Kreis vorwärts gegangen bin.

Dann lässt sie mich auf der Liege Platz nehmen. Ihre Hände gleiten in zirka zehn Zentimeter Abstand über meinen Körper. Ich spüre trotz dieser physischen Distanz deutlich die Wärme der Hände – oder ist es eine andere Wärme? – und bin beeindruckt. Alles in mir scheint sich zu entspannen, und als die Frau mich nach den Farben fragt, die ich bei geschlossenen Augen sehe, merke ich die Unterschiede: um den Brustkorb herum Gelb, weiter unten Rot, weiter außen Grün.

Barbara Gabler erzählt mir ein wenig von der Bedeutung der Farben – etwas von Kraft, Erdverbundenheit, genau nehme ich das gar nicht wahr. Sie spricht ruhig weiter und fordert mich auf, jetzt meine Organe zu spüren, zuerst die Nieren, dann die Leber, dann die Bauchspeicheldrüse, während ihre Hände langsam wieder über meinen Körper gleiten – und schließlich auch die Prostata, die das Zerstörungswerk der radioaktiven Strahlen ganz passabel überstanden hat. Ich habe tatsächlich plastische Empfindungen von den Organen.

Was macht diese Frau mit mir? Macht sie überhaupt etwas? Oder bringt sie mich »nur« in Bewegung, meine Selbstwahrnehmung, meine verborgenen Gefühle? Kann es sie geben, diese geheimnisvolle Energie, die hier fließen soll? Worin besteht sie? Eines ist sicher: Mir tut es gut, die Wärme zu empfinden, und mich beeindruckt, wie plastisch ich nun meine Organe spüre.

Barbara Gabler gehört zu den schätzungsweise 50.000 Menschen im deutschen Sprachraum, die behaupten, dass sie mit der Kraft ihrer Hände oder Gedanken andere Menschen in ihrer Gesundheit beeinflussen können. Früher hätte man die Heilerin wohl als Hexe bezeichnet, noch früher wäre sie wegen ihrer Eigenart auf dem Scheiterhaufen gelandet.

Sie habe schon als Kind bestimmte Menschen als transparent wahrgenommen, kranke Organe dunkel umrandet gesehen, erzählt die Tochter eines Chirurgen. Der Vater habe dann die Anatomie-Atlanten versteckt, weil er vermutete, die kleine Barbara habe ihr Wissen aus diesen bunten Büchern entnommen. Doch sie habe die Bücher nie angesehen.

Sie widerstand dem Wunsch des Vaters, Medizin zu studieren, und inskribierte in Anthropologie.

Barbara Gabler hat dann als Lehrerin gearbeitet, aber ihre Wahrnehmungen hätten ihr schließlich den Weg gewiesen: »Ich kann sehen, was den Menschen fehlt.« Sie heiratete einen Künstler und pendelt seit Jahren zwischen dem Hauptwohnsitz in Neuseeland, Deutschland und Österreich. Überall warten Patienten auf ihre Beratung, zwischendurch hält sie via Skype Kontakt zu ihren Klienten. Von den vier Dutzend Krebspatienten, die sie betreut, sei bisher noch keiner gestorben, erzählt sie.

Ich bin immer noch etwas in mich versunken, als ich nach den ersten eineinhalb Stunden bei einer »Heilerin« wieder zu meinem Motorroller gehe und nach Hause fahre. Während der Fahrt rattern die Gedanken. Bettina Reiter, Ärztin und Psychoanalytikerin, hatte mir von Barbara Gabler erzählt. »Sie hat mir ein unglaubliches Vertrauen eingeflößt«, erzählte Bettina, die selbst schwer an Krebs erkrankt war, »weil sie mir – ohne dass es wie vom hohen Ross oder überheblich oder auch verblendet rübergekommen ist –, gesagt hat: ›Ich kann schauen, wie es dir geht.‹ Sie hat eine Gabe, eine Fähigkeit, meinen Körper sozusagen von innen zu lesen.« Bettina, deren Bauchhöhle von Metastasen übersät gewesen ist, wurde wieder ganz gesund.

Aber Bettina hat auch Operation und Chemotherapie hinter sich – freilich war danach die Prognose sehr schlecht. Dann hat sich die Patientin, die als Ärztin selbst zur Expertin in »CAM« – Complementary and Alternative Medicine – wurde, noch mit Fiebertherapie und dendritischer Zelltherapie behandeln lassen.

Was hat sie, der die konventionelle Medizin nur noch wenig Lebenschancen gegeben hat, wieder gesund gemacht? War es die Fiebertherapie? Die Immuntherapie? Die Heilerin? Sie selbst?

Und was bedeutet das für mich? Ich möchte nicht nur weiterleben, ich will gesund bleiben, hoffe darauf, dass der Krebs nicht wiederkommt, zumindest eine Zeit lang.

Ich habe mich über Jahrzehnte überwiegend mit dem Teil der Medizin beschäftigt, der sich als Teil der Naturwissenschaften betrachtet. Ich habe über Geschäfte berichtet, die den Zweck der Medizin, dem Patienten Heilung zu bringen, in Frage stellen oder sogar ins Gegenteil verkehren. Ich habe über grässliche Qualitätsmängel geschrieben und in Filmen von den Betroffenen dieser Missstände erzählt, aber auch über Therapieerfolge und Zukunftsvisionen. Die Methodik der »Evidence-Based Medicine«, die mit den mir noch vom Soziologiestudium vertrauten Methoden der statistischen Evidenz Therapiemethoden überprüft, wurde über viele Jahre zum Raster, mit dem ich die Flut der Publikationen im Medizinbetrieb durchsiebte.

Soll ich mich nun auf eine Entdeckungsreise in Sphären machen, die mir stets fremd waren, die von jenem merkwürdigen, aus fernöstlichen Heilmethoden und alter Naturkunde geprägten Sammelsurium moderner Esoterik-Strömungen dominiert sind?

Aber ich weiß auch: Es gibt inzwischen viele, auch wissenschaftlich abgesicherte Erkenntnisse darüber, dass das, was die konventionelle Medizin als Wissen bezeichnet, nur ein Bruchteil dessen ist, was Gesundheit und Krankheit ausmachten.

Also wird die Entdeckungsreise zur Notwendigkeit – für meine weitere Arbeit als Wissenschaftsjournalist und für mich selbst. Was hält uns länger gesund, was macht uns krank? Und wie können wir vermeiden, krank zu bleiben oder an einer Krankheit zu sterben? Wie kommt Heilung zustande? Welche Rolle spielen dabei die Mediziner, welche andere Heiler? Wie heilen Heiler überhaupt? Gibt es Erklärungen für Heilungen, welche die Medizin unerklärlich findet? Welche Rolle spielen traditionelle, von der Schulmedizin abgelehnte Therapieformen tatsächlich?

Ich werde versuchen, Antworten auf diese Fragen zu finden.

Das Leben
wird länger

Wer sich mit den Möglichkeiten beschäftigt, wie Krankheiten geheilt werden können, sollte sich zunächst einmal ansehen, wie es um die andere Seite der Medaille bestellt ist: die Gesundheit. Wer regelmäßig seriösere Medien konsumiert, wird wohl den Eindruck haben, recht gut darüber Bescheid zu wissen, was gesund erhält und welche Risikofaktoren es wahrscheinlicher machen, krank zu werden. Aber dieses Wissen muss relativiert werden. Denn das Konzept der Risikofaktoren ist gedanklich sehr eng gefasst und vor allem vom Interesse geprägt, möglichst viele Pillen zur Beeinflussung des Risikos zu verkaufen. Und getrieben vom Bestreben, noch mehr Pharmaka unter die Leute zu bringen, prägt es das Bild von immer mehr Überschreitung relativ willkürlich gezogener Grenzwerte und Belastungen. Seriöse, unabhängig finanzierte und auf die gesamte Bevölkerung einer Region bezogene Daten zeigen ein anderes Bild. Denn wir werden nicht immer kränker, sondern immer gesünder, wenngleich das für verschiedene Menschengruppen sehr unterschiedlich gilt.

Der Mensch ist ein Erfolgsmodell. Er hat sich Lebensumfelder geschaffen, die ihn in die Lage versetzen, weit älter zu werden, als es in der Natur sonst üblich ist. Die heute jüngeren Erwachsenen können damit rechnen, so an die 90 Jahre alt zu werden, wenn nichts Ungewöhnliches dazwischenkommt. Dass drei bis vier Generationen eines Lebewesens gleichzeitig am Leben sind, ist sehr selten. Wir Menschen haben das geschafft.

Im Naturkundeunterricht haben wir gelernt, dass die Weitergabe der eigenen Gene der Grundtrieb aller Lebewesen sei, und in vielen der inhaltlich flachen Naturdokumentationen, die fast täglich im TV zu sehen sind, wird dieser Vulgärdarwinismus nachgebetet. Und auch, dass die Tiere, wenn sie ihre evolutionäre Aufgabe, Nachkommen in die Welt zu setzen und damit die eigenen Erbanlagen zu hinterlassen, erledigt haben, keine Funktion mehr haben und bald sterben.

Wie ist es dann möglich, dass Menschen heute nicht selten in vier Generationen an einem Tisch sitzen? Warum leben Frauen häufig noch 40 Jahre, nachdem sie in der Menopause ihre Fortpflanzungsfähigkeit verloren haben?

Als ich mich auf einen TV-Film vorbereitete, der sich mit der Frage beschäftigte, ob Altruismus oder Gier die zentrale Eigenschaft des Menschen ist, habe ich Joachim Bauer kennengelernt. Der Neurobiologe, Mediziner und Psychiater publiziert seit einem Jahrzehnt bedeutsame Bücher zu den Grundfragen der Menschheit. In seine Analysen fließen seine eigenen Erkenntnisse als Hirnforscher ebenso ein wie die seiner Kollegen und die relevanten Erkenntnisse der Anthropologie, Medizin und Geisteswissenschaften. Sein Blick überwindet die Gräben zwischen den einzelnen Wissenschaftssparten. Er hat die seltene Fähigkeit, Fragen mit einem Überblick über das ganze Spektrum der Denkansätze anzugehen.

Das Erfolgsprinzip des Menschen ist Kooperation, Zusammenhalt und Intelligenz, erzählte mir Bauer, und er kann das gut begründen.[1] Mit dem längeren Überleben kann auch der komplizierte Vorgang der Weitergabe von Erfahrung und damit Kultur wesentlich besser gelingen. Die helfenden Großeltern verbessern die Voraussetzungen, zu lernen und Erfahrung zu gewinnen. So konnten die Menschen eine immer komplexer organisierte Gesellschaft bilden, die Arbeit aufteilen und immer diffizilere Techniken entwickeln. Es gelang schließlich in einem mühevollen und widerspruchsreichen Prozess, in den vergangenen 1000 Jahren auch die Lebensbedingungen vieler Menschen auf engem Raum so zu verbessern, dass nicht wie bis dahin die Mehrheit schon als Kinder oder junge Erwachsene krank wurden und starben. Ein hohes Alter zu erreichen ist nun nicht mehr das Privileg einiger weniger.

Das Credo Joachim Bauers, mit dem ich inzwischen befreundet bin, deckt sich mit meiner Überzeugung: Das Grundprinzip der Evolution ist eben nicht Egoismus, das Grundprinzip der Evolution höherer Lebewesen ist Kooperation. Bauer sagt: »Das evolutionäre Erfolgsticket des Menschen war nicht ›catch as catch can‹, nicht ›Kampf jeder gegen jeden‹, sondern das evolutionäre Erfolgsticket des Menschen war Kooperation, Zusammenhalt und Intelligenz.«

Dementsprechend ist das menschliche Gehirn auf Zusammenarbeit und Fairness ausgerichtet. Das hat auch die relativ neue Sparte der »Experimentellen Wirtschaftsforschung« rund um den aus Österreich stammenden Züricher Wirtschaftsprofessor Ernst Fehr in vielen Versuchsreihen beweisen können. Die zentrale Maxime der Ideologen des Finanzkapitalismus,

Gier und das Streben nach Erfolg des Einzelnen seien die zentrale Triebfeder menschlichen Handelns, hat sich als unhaltbar erwiesen. Wir teilen gerne und ohne Zwang, und wir reagieren verletzt, wenn andere als Trittbrettfahrer die Regeln verletzen. Und wirkliche Schmerzen bereitet es unserem Hirn, wenn wir ausgegrenzt, entwürdigt, gedemütigt werden. Dann reagiert es mit Aggression und – wo diese nicht ausgelebt werden kann – mit Dauerstress. Dieser negative Stress wiederum macht krank.

Eine Beobachtung illustriert die Auswirkungen des Zustandes einer Gesellschaft auf die Gesundheit ihrer Mitglieder deutlich: Die Zahl der Jahre, die wir gesund verbringen dürfen, steigt sogar noch schneller an als jene der Lebensjahre. Zurzeit verbringt in Europa der Durchschnittsmensch 63 Jahre seines Lebens bei voller Gesundheit.

Auffallend dabei sind die enormen regionalen Unterschiede: Die Bürger in den skandinavischen Staaten können mit 66 bis 67 gesunden Lebensjahren ohne Beeinträchtigung durch Krankheit rechnen, im deutschen Sprachraum darf sich der Durchschnittsmensch dagegen nur auf 59 gesunde Jahre freuen.[2] Anders gesagt: Bei uns müssen Menschen damit rechnen, an die 20 Jahre ihres Lebens durch Krankheiten eingeschränkt zu verbringen, in Skandinavien sind die Menschen dagegen ihr Leben lang durchschnittlich nur ein Dutzend Jahre krank.

Gesundheit und Krankheit sind sehr individuelle Angelegenheiten. Selten sind es defekte Gene, sehr oft persönliche Lebensumstände und der Lebensstil, manchmal Schicksal, die darüber entscheiden, auf welcher Seite der Statistik der Einzelne landet. Aber es gibt auch allgemeine Faktoren, die wesentlich dazu beitragen.

Wer oder was verursacht also die großen Unterschiede zwischen Skandinavien und dem deutschen Sprachraum? Die Versorgung durch Ärzte wohl nicht. In Österreich gibt es mit 4,6 und in Deutschland mit 3,7 Ärzten je 1000 Einwohner deutlich mehr Mediziner als im Europa-Schnitt, wo 3,4 Mediziner für 1000 Bürger zur Verfügung stehen.[3] In Skandinavien sind es etwas weniger als der Durchschnitt. Wenn Ärzte tatsächlich mehr Gesundheit produzieren, müsste es in Österreich und Deutschland mehr von diesem wertvollen Gut und damit mehr Lebensjahre ohne Krankheit geben als in Skandinavien.

Aber es ist umgekehrt.

Es könnte am Lebensstil liegen. Rauchen, Bewegungsmangel und Übergewicht gelten wohl zu Recht als bedeutsame Faktoren für das Risiko, an einem der großen chronischen Gesundheitsprobleme zu erkranken, gegen welche die Medizin immer noch so wenig ausrichten kann. Aber Österreich, Schweden und Dänemark haben mit jeweils 13 Prozent an stark übergewichtigen Menschen ein ganz ähnliches Risiko auf diesem Gebiet, Deutschland mit 15 und Norwegen mit zehn Prozent pendeln ein wenig in entgegengesetzte Richtung, aber die fast zehn Jahre längere Gesundheit im Leben der Skandinavier wird durch diese Zahlen nicht erklärbar.[4]

Auch bei der Anzahl der Raucher und dem Alkoholgenuss, weiteren gut untersuchten Risikofaktoren, sind die Unterschiede zwischen Skandinavien und dem deutschen Sprachraum nicht groß.

Aber es gibt einen Unterschied: Die Ungleichheit von Einkommen und Besitz ist in den skandinavischen Ländern vergleichsweise gering, in Deutschland und Österreich dagegen relativ hoch.

Und die Kluft zwischen Arm und Reich ist gerade bei uns in den vergangenen zwei Jahrzehnten besonders rasant gewachsen.[5]

Und seit den großen britischen »Whitehall«-Studien wissen wir, welche Faktoren Krankheitsrisiko und Lebenserwartung noch viel stärker bestimmen als Körpergewicht und ungesunder Lebensstil: der Einfluss, den wir auf die Umstände unseres Lebens haben – und die Chancen, uns als vollwertige, anerkannte Mitglieder unserer Gesellschaft zu fühlen. Michael Marmot, der große britische Epidemiologe und Sozialmediziner, hat diese Umstände genau herausgerechnet und nennt sie »Effort-Reward Balance«, also die Balance zwischen den Bemühungen des Menschen und der dafür erhaltenen Anerkennung als dem entscheidenden Faktor fürs Gesundbleiben, bedeutsamer als alle klassischen Risikofaktoren.[6]

Was nun belastet und krank macht – und was eher nicht –, wurde schon vor vielen Jahren im Londoner Regierungsviertel Whitehall auch empirisch penibel ermittelt. Dort hatten Marmot und sein Team 1968 begonnen, fast 20.000 Beamte einem permanenten Gesundheitsmonitoring zu unterziehen.[7] Viele Untersuchungen liefen über Jahrzehnte, andere kamen mit dem Start der Whitehall-II-Studie dazu, die immer noch läuft.[8]

Schon im ersten Teil hatten die Studien-Teile, die sich mit Stress und seinen Auswirkungen befassten, einige der damals noch weit verbreiteten Mythen entkräftet. Es stellte sich heraus, dass mangelnde Befriedigung bei der Arbeit für die Gesundheit viel riskanter ist als eine auf den ersten Blick stressigere, aber dafür eher sinnstiftende Tätigkeit. Der Leiter der Studie, Sir Michael Marmot, bringt auf den Punkt, was im Licht der Studienergebnisse das Leben länger macht: »Die gesellschaftliche Position eines Menschen entscheidet nicht nur über Einkommen und Ansehen, sondern auch über Leben und Tod. Denn der entscheidende Faktor heißt soziale Lage und vor allem Anerkennung für das, was man tut.« Dieses Status-Syndrom, wie Marmot es nennt, betrifft uns alle: Wo immer wir uns auch in einer sozialen Hierarchie befinden, ist unsere Gesundheit im Schnitt besser als jene der Menschen, die in der sozialen Hierarchie unter uns sind – und schlechter als die derjenigen über uns. Es zeigt sich hier, wie ungerecht, ja unmenschlich die Verteilung von Anerkennung, Bestätigung und Zuwendung in der Arbeitswelt immer noch ist. »Je weiter unten Sie stehen, umso eher werden Sie krank – und umso eher sterben Sie«, sagt der Forscher. »Wenn wir beide jetzt durch London oder auch durch Wien fahren, würden wir im Radius von 20 Fahrradminuten Menschen treffen, deren durchschnittliche Lebenserwartung zehn Jahre auseinander liegt.«[9]

Es ist also auch die Hierarchie, die der Gesundheit abträglich ist, weil sie menschliche Rückkoppelungen nur eingeschränkt zulässt.

»Mit den klassischen Risikofaktoren wie Lebensstil, Rauchen, Übergewicht konnten wir nur ein Drittel der Unterschiede an Lebenserwartung und gesunden Lebensjahren erklären«, erläutert Marmot, warum das Forscherteam in der zweiten großen Whitehall-Studie rund 8.300 Teilnehmer inzwischen auch schon ein Dutzend Jahre begleitet. Unter den seit 2007 veröffentlichten Zwischenergebnissen finden sich deutliche Zahlen zu den Auswirkungen mangelnder positiver Rückkoppelungen durch Kollegen oder Vorgesetzte. Denn nun wurde genau erhoben, wie oft sich die Menschen am Arbeitsplatz und im Leben allgemein ungerecht behandelt fühlten. Der vom deutschen Kollegen Marmots Johannes Siegrist entwickelte Fragebogen ergab bei den Menschen mit einer »Effort-Reward Imbalance« bei den *efforts,* den Bemühungen, häufig Antworten wie: »Ich habe permanenten Zeitdruck; ich trage viel Verantwortung; ich werde bei der Arbeit häufig gestört; in den letzten Jahren wurde meine Aufgabe immer anspruchsvoller.« In der Kategorie *rewards,* den Belohnungen, fanden sich markant häufig Antworten wie: »Ich werde von meinen Vorgesetzten nicht mit dem nötigen Respekt behandelt; bei Schwierigkeiten bekomme ich keine adäquate Unterstützung; ich werde oft unfair behandelt; meine berufliche Zukunft ist unsicher.«[10]

Die parallel erhobenen Gesundheitsdaten lassen keinen Zweifel über die Auswirkungen von mangelnder Gerechtigkeit und Wertschätzung aufkommen: In den elf Jahren der Beobachtung traten etwa insgesamt 528 neue Fälle von Herzinfarkt und koronarer Herzerkrankung bei Teilnehmern auf, die vor Beginn der Untersuchungen noch keine Zeichen einer Herzerkrankung aufgewiesen hatten. Im Vergleich zu denen, die sich gerecht behandelt fühlten, waren jene, die sich besonders oft oder stark unfair behandelt fühlten, um 55 Prozent häufiger von Herzkrankheiten betroffen.

Manchmal ist es besser, den ursprünglichen Begriff unübersetzt zu lassen: »Effort-Reward Balance«, erzählt Marmot immer noch enthusiastisch und mit der tiefen Überzeugung eines Menschen, der weiß, Wichtiges herausgefunden zu haben, »ist ein zentraler Schlüssel zur Gesundheit. Oder umgekehrt ausgedrückt: Wer häufig erleben muss, dass seine Initiativen und Aktivitäten missachtet, gering geschätzt oder ignoriert werden, wird deutlich früher krank und lebt kürzer.« Das haben Sir Marmot und sein Team nun in 35 Jahren Arbeit mit 20.000 Menschen zweifelsfrei bewiesen. Wir können alle zu »Heilern« werden, wenn wir diese Umstände im Umgang mit Kollegen und Mitarbeitern berücksichtigen und für gerechtere Verhältnisse streiten.

Große Vergleichsstudien versuchen in den letzten Jahren, Kriterien für den gesellschaftlichen Zusammenhalt zu entwickeln. Die Qualität der sozialen Beziehungen ist da ganz wesentlich – dazu zählen die Forscher die Qualität der sozialen Netze, das Vertrauen in die Mitmenschen, aber auch die Akzeptanz von Diversität, also unterschiedlichen Kulturen und Ethnien. Die Verbundenheit mit der jeweiligen Gesellschaft ist ein weiteres zentrales Kriterium – dazu gehören Gerechtigkeitsempfinden, Vertrauen in die Institutionen und die Identifikation mit ihnen. Für ebenso bedeutsam halten die Forscher das Ausmaß der Gemeinwohlorientierung, erkennbar an Solidarität und Hilfsbereitschaft, Anerkennung der sozialen Regeln und die Möglichkeiten zur Teilhabe an der Gesellschaft. Die deutsche Bertelsmann-Stiftung hat 2013 alle verfügbaren Daten über die letzten zwei Jahrzehnte dazu zusammengetragen und ausgewertet. Ergebnis: Der gesellschaftliche Zusammenhalt ist in Dänemark am stärksten, es folgen Norwegen, Finnland und Schweden. Deutschland und Österreich liegen da nur im Mittelfeld.[11]

Der Mensch ist auf Kooperation und Gemeinschaft angelegt. Vertrauen und Zusammenarbeit aktivieren Botenstoffe im Gehirn, die uns zufrieden machen und das Immunsystem positiv beeinflussen. Wenn Menschen unfair behandelt, gedemütigt, ausgegrenzt oder missachtet werden, reagiert ihr Gehirn mit

Stressreaktionen, welche die körpereigenen Reparatursysteme schwächen und Erkrankungen aller Art begünstigen. Ohnmacht wirkt noch stärker in die gleiche Richtung.

Und eine Medizin, die das nicht berücksichtigt, sondern den Körper wie eine Maschine begreift, hat wenig Chancen, Nachhaltiges zu leisten. Organe lassen sich zurechtschneiden oder austauschen. Bestandteile des Blutes können beeinflusst, Hormone und andere Botenstoffe nachgefüllt werden. Aber sehr oft entsteht nach diesen Eingriffen wieder Krankheit.

Krankheit entsteht primär, wenn das System Mensch nicht mehr in Balance ist. Und Heilung wird dann möglich, wenn Therapeuten den Patienten helfen, die ungünstige Konstellation in ihnen und um sie herum zu verändern und die Selbstheilungskräfte wieder zu aktivieren.

Dieser Vorgang ist höchst individuell. Aber ich habe gerade in den letzten Jahren bei meinen Recherchereisen zu speziellen Kliniken, Immunologen, Zellforschern und Neurobiologen gelernt, dass es neben vielen Faktoren, die lange Zeit zu Unrecht als Risiko für alle galten, tatsächlich Verallgemeinerbares gibt. Und dass sich ein Großteil der Bilder und Vorstellungen vom Funktionieren unseres Körpers in den letzten zwei, drei Jahrzehnten grundlegend geändert hat.

Ich lade Sie ein zu einem Streifzug durch die Erkenntnisse, die in den letzten zwei Jahrzehnten zum zentralen Thema gewonnen werden konnten: Was hält Menschen länger gesund und was macht sie krank? Dieses Wissen ist die Voraussetzung für die Beantwortung der nächsten großen Frage: Was macht es möglich, dass schwer kranke Menschen auch wieder gesund werden können?

Wunderwerk
Mensch

Zunächst finde ich es einmal bemerkenswert, wie lange ein so komplexes Wesen wie der Mensch gesund bleibt und welche Belastungen es unversehrt übersteht. Der Mensch ist ein Gesamtkunstwerk, an dem täglich milliardenfach weitergebaut wird. Das Prinzip Kooperation, mit dem die Menschen auf dem Pfad der Evolution so weit gekommen sind, ist auch im Inneren des Organismus bedeutsam. Es ist eine fast unvorstellbare Vernetzung von miteinander kommunizierenden Zellen und Vorgängen, die unser Leben ausmacht. Und alle diese Vorgänge reagieren auf das, was gerade war: Alles in uns lernt permanent und ist damit auch fähig, sich weiterzuentwickeln.

Doch das immer noch vorherrschende Naturverständnis versperrt den Blick auf diese Vorgänge. Es seien Gene, die alles in uns steuern, meinen manche Forscher, und quasi zum Zweck der eigenen maximalen Vermehrung um sich herum »Überlebensmaschinen« bauen – so nannte der Zoologe Richard Dawkins, Autor von »Das egoistische Gen«, den Menschen tatsächlich. Demnach sei Krankheit überwiegend durch Gendefekte verursacht, die schicksalhaft auftreten, über Viren oder andere Mikrolebewesen in den Körper gelangen oder vererbt werden. Und man müsse nur die Gene reparieren, um wieder Gesundheit zu schaffen.

Inzwischen ist das menschliche Genom längst komplett entschlüsselt. Aber tausendfache Versuche, mit diesen Ansätzen die großen Volkskrankheiten zu bekämpfen, sind gescheitert. Je genauer die Forscher das Genom beschreiben können, desto genauer wissen sie, wie wenig sie eigentlich wissen.

So viel ist klar: Gene steuern nicht nur, sie werden auch von anderen Bestandteilen der Zellen gesteuert. Und seit einem guten Jahrzehnt wissen wir auch, dass Gene die Möglichkeit haben, Erfahrungen des Organismus zu speichern und damit ihre Arbeitsweise zu ändern.

Die »Bausteine« unseres Lebens sind die Zellen. Und die arbeiten auf unglaublich komplexe Art zusammen, um das Gesamtkunstwerk am Leben zu erhalten. Sie erneuern sich ständig und erhalten uns damit gesund. Sie haben beeindruckende Fähigkeiten, Defekte zu reparieren und aus dem Ruder gelaufene Funktionen wieder stimmig zu machen. Eine Zellart, die ursprünglichste aller menschlichen Zellen, spielt dabei eine Hauptrolle. Embryonale Stammzellen haben den Körper im Mutterleib aufgebaut, und adulte, also erwachsene Stammzellen, halten ihn in Schuss – bis ins hohe Alter. Stammzellen sind jene Bausteine unseres Lebens, die noch nicht für Spezialaufgaben ausgeformt sind. Sie haben die Fähigkeit, sich ein Menschenleben lang zu teilen und unterschiedliche Zellen zu erzeugen. Aus den embryonalen Stammzellen kann je nach Bedarf eine Muskelzelle, eine Nervenzelle oder auch eine Immunzelle werden. Erwachsene Stammzellen dagegen können nur Zellen eines einzigen Gewebes nachbilden – also entweder Blut oder Haut oder Darm. Täglich produzieren diese Stammzellen unzählige spezialisierte Zellen und erneuern schwer beanspruchte Organe, ersetzen alte Blutzellen und heilen verletzte Gewebe. Im Knochenmark produzieren die Stammzellen jeden Tag mehrere Milliarden Blutzellen und Zellen des Immunsystems. Die Muskelzellen werden – wenn sie ordentlich beansprucht werden – fast im Wochenrhythmus abgebaut und erneuert. Unsere Grenze zur Außenwelt, die Haut, wird einmal im Monat komplett erneuert, die gleiche Grenze im Körperinneren, der Darm, sogar noch häufiger.

In der Leber werden die Zellen etwa alle sechs Wochen komplett erneuert. Dabei kann auch mehr als die Hälfte des gesamten Organes nachgebildet werden, wenn es operiert werden musste. Das funktioniert bei den Hautzellen in eingeschränktem Umfang auch, aber die meisten Organe können sich nicht komplett regenerieren, wenn große Teile davon defekt waren.

Doch zur Erneuerung im laufenden Betrieb sind alle Organe fähig. Auch das Gehirn. Lange herrschte die Lehrmeinung, dass die Anzahl der Nervenzellen von Geburt an festgelegt sei und ab dem Alter von etwa 20 Jahren keinerlei Nervenzellen mehr nachwachsen. Auch das war ein Irrglaube – inzwischen sind Stammzellennischen auch im Gehirn entdeckt worden, und es ist erwiesen, dass – wenn auch in eingeschränktem Umfang – ein Leben lang neue Nervenzellen gebildet werden.[12]

Entgegen bisherigen Annahmen bildet der Mensch im Laufe seines Lebens auch neue Herzzellen, allerdings nur in begrenztem Maß. Das könne nach einer neuen Untersuchung als »endgültig geklärt« angesehen werden, schreiben Forscher des Karolinska-Instituts in Stockholm.[13] Im Alter von 25 Jahren beträgt die jährliche Regeneration demnach ein Prozent, bis zum

75. Lebensjahr fällt sie auf 0,45 Prozent ab. Insgesamt werden innerhalb eines menschlichen Lebens etwas weniger als die Hälfte aller Herzzellen erneuert.

Um diese wunderbare Arbeit zustande zu bringen, brauchen diese Zellen ein besonderes Umfeld – von den Forschern Stammzellennischen genannt. Die Nachbarzellen in diesen Nischen setzen Wachstumsfaktoren und andere Substanzen frei, mit denen die Fähigkeiten der Stammzellen aufrechterhalten werden können.

Das Wissen über diese kleinen Kraftwerke des Lebens ist sehr jung, noch vor 20 Jahren wusste man kaum etwas darüber. Und bis vor kurzem hielt sich in der konventionellen Medizin der Irrglaube, nur einige Organe im Körper hätten Stammzellen und seien dadurch zur Regeneration fähig. Inzwischen sind aber Stammzellen in fast allen der 220 unterschiedlichen Gewebearten des menschlichen Körpers gefunden worden.

Im Laufe der Evolution war offenbar besonders die Sicherung der körperlichen Außengrenzen überlebenswichtig. Die Selbstheilung funktioniert bei den Organen besonders gut, die der Umwelt ausgesetzt sind. Haut, Schleimhäute, Bronchienoberfläche und Darm bleiben durch ständige Regeneration intakt.

Die Erneuerung wird also von den Stammzellen besorgt. Aber wie entsteht die Fähigkeit des Körpers, Verletzungen zu heilen, Wunden zu schließen, fehlende Gewebeteile zu ersetzen? Schon bei Verletzungen, einer eher einfachen Form der Schädigung, zeigt sich ein bis bis heute undurchschaubarer hochkomplexer Kommunikationsprozess innerhalb des Körpers: Woher weiß der Körper, wie viele Zellen welcher Art an der Wunde nötig sind? Die Zellen selbst tragen dieses Wissen nicht in sich. Isolierten Zellen im Reagenzglas fehlt dieses »Körperwissen«. Außerhalb des Körpers wachsen verschiedene Zelltypen unterschiedlich schnell – die Gewebe kennen außerhalb des Körpers keine natürlichen Grenzen. Sie vermehren sich unkoordiniert, manche entarten sogar.

Neben der Fähigkeit der Erneuerung verfügt der Körper auch über ein ausgeklügeltes System der Abwehr von Erkrankungen. Das Immunsystem des Menschen hat über Hunderttausende Jahre gelernt, mit allerlei Attacken fertigzuwerden, auch mit Krebszellen, die sich unkontrolliert vermehren. Schädliche Bakterien und Viren müssen erkannt und entfernt werden, aber auch körpereigene Zellen werden von den sogenannten Makrophagen gefressen oder dem Zelltod preisgegeben, wenn sie nicht mehr so funktionieren, wie sie es sollen. Die ständige Unterscheidung zwischen eigen und fremd, erhaltenswert und gefährlich ist eine enorme Leistung.

Die Komplexität der körpereigenen Abwehr stellt moderne Großrechner in den Schatten, die komplexe Zusammenarbeit Hunderter Zellarten lässt jeden Wirtschaftstheoretiker vor Neid erblassen: Um den menschlichen Körper vor ungebetenen Gästen zu schützen, bietet das Immunsystem eine Milliardenschaft an Abwehrzellen auf, von denen eine einzelne oft nicht größer ist als ein Tausendstelmillimeter. Sie sind für mehr als 100.000 verschiedene Aufgaben ausgebildet und kooperieren derart ausgeklügelt miteinander, dass Tausende aggressive Bakterien, Viren und andere Kleinlebewesen einem gesunden, wohlernährten Körper kaum langfristig schaden können – und dass die vielen kleinen Baufehler, die sich millionenfach bei

Zellteilungen im Körper ereignen, dem Organismus nichts antun.

Die »Ausbildungszentrale« befindet sich im Rückenmark, wo die Abkömmlinge der Knochenmark-Stammzellen zu Immunzellen ausgebildet werden. Während die einen im Knochenmark bleiben und dort ihre Spezialisierung zu sogenannten B-Zellen erfahren, wandern die anderen in die Thymusdrüse ab, wo sie sich zu unterschiedlichen T-Zellen ausdifferenzieren. Die B-Lymphozyten sind zunächst »naiv« und nicht aktiv, aber sie können die Fremdlinge oder gestörte Zellen erkennen, eine andere Gruppe von Immunzellen, die sogenannten T-Zellen, wiederum produzieren daraufhin Zellgifte und töten die Angreifer. Die Lymphozyten verlassen erst als hochspezialisierte Mitarbeiter die »Schulungszentren« und treten in die Blutbahn ein, von wo aus sie sich über das Netzwerk haarfeiner Lymphgefäße verteilen.

Auf ihren unermüdlichen Streifzügen durch den Organismus stehen den Schwadronen weitere Milliarden an Helfern zur Seite. Während sich Fresszellen bevorzugt um Eindringlinge in Blut und Lungenbläschen kümmern, legen sich im Darm die Antikörper und in den Mandeln Lymphozyten auf die Lauer.

Was den Forschern lange Rätsel aufgab: Alle diese Schritte sind offenbar penibel aufeinander abgestimmt und koordiniert, von den T-Zellen überwacht und von einer Unzahl weiterer molekularer Gehilfen unterstützt – aber wer dirigiert das Mega-Orchester, und wie?

Wir wissen inzwischen, dass eine Vielzahl von Botenstoffen bei der Kommunikation der Zellen eine wichtige Rolle spielt. Aber allen Versuchen der Medizin, einzelne Substanzen aus diesem heilsamen Orchester isoliert anzuwenden, waren bisher nur mäßige Erfolge beschieden. Und es ist sehr wahrscheinlich, dass es weitere Mechanismen geben muss: Allein schon die Geschwindigkeit der Reaktionen im Körper legt nahe, dass es mehr gibt als das, was wir mit unserem Verständnis von Chemie und Physik analysieren können.

Entdeckungen, wie die Kommunikation funktioniert, wurden immer wieder ignoriert. Der kanadische Immunologe Ralph Steinman hatte schon 1973 spezielle Immunzellen entdeckt, die im Elektronenmikroskop mehr den fein verästelten Kristallen einer Schneeflocke oder einem Baum ähnelten als einer herkömmlichen Zelle. Er nannte sie »dendritische Zellen«, im Altgriechischen bedeutet »déndron« Baum. Steinman fand diese Zellen vermehrt in den Gewebeteilen, die den Körper begrenzen, in der Haut und den Schleimhäuten. Und er beobachtete, dass sie ihre Äste wie Fühler in andere Zellen stecken, offenbar ohne die natürliche Funktion der Zellen zu beeinträchtigen. Sie strecken ihre Fühler überallhin in alle Gewebeteile aus, die auf irgendeine Weise Kontakt mit der Außenwelt haben – in die Zellen von Haut und Schleimhäuten ebenso wie in die von Speiseröhre, Darm und Lunge. Steinman fand heraus, dass die Zellen offenbar körperfremdes (antigenes) Material erkennen und Teile davon in sich aufnehmen, um damit zu den Lymphknoten zu wandern. Dort werden die wartenden Abwehrzellen, die T-Zellen, auf diese Stoffe aufmerksam gemacht. Das wiederum ruft eine Abwehrreaktion der T-Zellen hervor. Die so aktivierten Zellen begeben sich durch Blut- und Lymphbahnen zu dem erkrankten Gewebe und zerstören die Fremdkörper.

Steinman hatte die Zellen bereits 1973 entdeckt, aber viele Jahre glaubten die Mainstream-Forscher, dass diese Zellen entweder gar nicht existierten oder nicht besonders wichtig waren. Seine Kollegen konnten die Ergebnisse nicht wiederholen – aus mangelnden Kenntnissen, wie sich später herausstellte. Aber sie nahmen das als Argument, um dem kanadischen Forscher mit offener Skepsis und Feindseligkeit zu begegnen, er galt als Außenseiter. Steinman aber war felsenfest davon überzeugt, dass das Immunsystem ohne diese Zellen gar nicht funktionieren kann.

Gut eineinhalb Jahrzehnte lang arbeiteten Steinman und eine kleine Gruppe seiner Jünger gegen den Hohn der Kollegen verbissen weiter, wiederholten Experiment um Experiment. Erst nach der Jahrtausendwende konnte er sich durchsetzen, die Medizin war damit um wichtige Erkenntnisse und auch eine seriöse Hoffnung gegen Krebs reicher.[14]

Ralph Steinman erhielt 2011 den Nobelpreis für Medizin. Und konnte ihn nicht mehr entgegennehmen, weil er drei Tage vor der Verkündung gestorben war. Er war schon 2007 an einem besonders aggressiven Bauchspeicheldrüsenkrebs erkrankt. Der Immunologe ließ nichts unversucht und setzte auf seine Erkenntnisse: Kollegen entnahmen Gewebe aus dem Tumor. Ein Mitarbeiter vermehrte die Zellen im Labor und schickte sie in ein halbes Dutzend Labore der Welt. Steinman erhielt seine maßgeschneiderten dendritischen Zellen zurück – und trotzte seinem Krebsleiden immerhin um einiges länger, als bei Patienten mit diesem Bauchspeicheldrüsenkrebs üblicherweise zu erwarten ist. Aber er erlag dem Krebsleiden einige Stunden, bevor das Nobelpreisgremium ihm die höchste Anerkennung zusprach.

Die Lernfähigkeit der körpereigenen Abwehr könnte auch damit zusammenhängen, dass es eine Art Bündnis auch mit zahlreichen Mikroben gibt, die uns umgeben und auch in großer Zahl in uns leben. Das Immunsystem kann nur funktionieren, wenn es die Krankheitserreger sofort wiedererkennt, die ihm schon einmal zu schaffen gemacht haben, und wenn es weiß, wie es dann gegen sie vorgehen muss. Das heißt, nach der Erstinfektion speichert das Immunsystem Wissen über den Erreger, damit es ihn bei einer erneuten Infektion noch schneller und effizienter bekämpfen kann.

Und das geschieht von Geburt an, wenn das Baby beginnt, das eigene Immunsystem zu entwickeln. Mit jedem Kontakt zu einem »Fremdling« trainiert das System sich weitere Fähigkeiten an. Viren, Bakterien, Würmer und andere Krankheitserreger haben so mit dem Immunsystem der Menschen eine gemeinsame evolutionäre Vergangenheit. Der Kontakt mit ihnen ist die Voraussetzung dafür, dass bestimmte Funktionen der Entwicklung und Reifung des Immunsystems unterstützt werden. Der Kontakt mit bestimmten Bakterien ist notwendig, um dem Immunsystem Signale zu wichtigen Entwicklungsschritten zu geben. Die »Krankheitserreger« trainieren also zunächst einmal die Toleranz und die Fähigkeit des Immunsystems, gefährliche von ungefährlichen Keimen, fremde von körpereigenen Proteinen zuverlässig zu unterscheiden.

Unser Gehirn, also unser Ich – oder auch wir selbst, nimmt eine Schlüsselrolle ein beim Gesundbleiben oder Krankwerden, aber auch beim Wieder-gesund-Werden. Seine Erfahrungen und Fähigkeiten prägen den Zustand aller Körperregionen – im Positiven wie im Negativen. Deshalb lohnt sich ein

Streifzug durch das Wissen, das Hirnforscher in den letzten Jahren über die Empfindlichkeit, aber auch die Fähigkeiten unseres Gehirns zusammengetragen haben. Es unterscheidet sich grundlegend von dem mechanischen Bild, das wir und auch viele unserer Ärzte noch gelernt haben. Mit diesen Erkenntnissen können wir besser verstehen, was uns krank macht und was wichtig für die Heilung ist.

Anders als sonst wo im Körper sind in gesundem Gewebe von Gehirn oder Rückenmark nur selten dem Blut entstammende Immunzellen zu finden. Das leuchtet auch ein: Diese Armada zur Bekämpfung von Infektionen und Krebs operiert mit chemischen Waffen, die für Zellen tödlich sein können; zerstörte Nervenzellen aber kann der Organismus nur teilweise ersetzen. Normalerweise werden die zu den weißen Blutkörperchen gehörenden Immunzellen daran gehindert, aus der Blutbahn ins Zentralnervensystem zu wandern. Die Überwindung der »Blut-Hirn-Schranke« gelingt ihnen eigentlich nur, wenn die Gefäßwände verletzt oder durch Krankheit geschädigt sind.

Daher rührt die früher verbreitete Annahme, dem Gehirn fehle überhaupt ein Immunschutz. Aber die moderne Hirnforschung zeigt, dass es über ein umfangreiches Verteidigungsnetz aus kleineren Zellen des Gliagewebes (benannt nach griechisch glía, Leim) verfügt. Meist erfüllen diese Mikro-Gliazellen ihre Aufgabe, ohne Neuronen dabei zu schaden.

Da war ich
wieder gesund

S pontanheilung« ist der Ausdruck, den die Mediziner verwenden, wenn etwas passiert, was sie nicht verstehen: Der
Körper selbst hat die Erkrankung zum Verschwinden gebracht,
das ärztliche Tun konnte dazu keinen erkennbaren Beitrag leisten.

Das ist zunächst einmal eigentlich nicht wundersam und
auch nur aus dem Blick eines Mediziners »spontan«, wenn dieser meint, Krankheiten gingen nur durch seine Interventionen
vorüber. Unser Körper ist mit vielen Systemen versehen, um
Bedrohungen durch Krankheit und Verletzung zu überstehen.
Wunden werden durch Blut gereinigt, desinfiziert und durch
den Aufbau neuen Gewebes wieder verschlossen; Knochen-
brüche heilen; Angreifer wie Bakterien und Viren werden mit
fiebrigen Aktivitäten der Immunabwehr unschädlich gemacht.
Auch die meisten akuten Krankheiten verschwinden in der
Regel von selbst – mit oder ohne Therapie.

Dennoch glauben Mediziner wie Patienten meist, eine Therapie hätte zur Genesung geführt. Das kann oft auf einem Irr-
tum beruhen, denn viele chronische Krankheiten verlaufen in
Schüben. In dem Moment, in dem der Höhepunkt eines

Krankheitsschubs erreicht ist, konsultieren viele Menschen den Arzt. Vermutlich wäre die Erkrankung danach ohnehin zurückgegangen, aber der zeitliche Zusammenhang mit dem Besuch in der Arztpraxis suggeriert einen Zusammenhang von Anlass und Wirkung.

Etwas anders ist es wohl bei schweren Erkrankungen, die sich wie unaufhaltsam weiterentwickeln und sehr oft zum Tod führen. Krebs, der bereits in vielen Organen Metastasen abgesiedelt hat, gehört dazu, aber auch rheumatische Erkrankungen und viele Autoimmunerkrankungen gelten als nicht heilbar. Die Medizin hat diesen Leiden bis auf wenige Ausnahmen nur Hinhaltendes entgegenzusetzen.

Und dennoch gibt es Menschen, die solche Erkrankungen überwinden und wieder gesund werden. Viele konventionelle Mediziner bestreiten das immer noch, halten solche Fälle für ein Resultat von Fehldiagnosen. Aber es gibt inzwischen genug stichhaltige Belege für »Wunder«-Heilungen. Menschen, die von den besten Medizinern als aussichtslos eingestuft werden, sind selten, aber doch bisweilen nach einiger Zeit plötzlich gesund. Nur, warum das so ist, bleibt offenbar meist rätselhaft. Eine Erklärung der konventionellen Medizin dafür gibt es nicht.

Wie kann es hier zur Heilung kommen? Gibt es Gemeinsamkeiten bei den nachweisbaren Fällen? Mich haben diese Spontanheilungen schon lange interessiert, weil sie Hinweise darauf geben, dass wir über Heilkräfte verfügen, die bislang einfach nicht verstanden wurden. Schon in den 1990er-Jahren habe ich mich für eine TV-Dokumentation auf die Suche nach solchen Geschichten gemacht. Zunächst einmal war bereits auffallend, wo man Menschen findet, die wieder gesund wurden, obwohl ihnen die behandelnden Ärzte keine Hoffnung auf Heilung machen konnten. Ich habe in den dreieinhalb Jahrzehnten als Wissenschaftsjournalist durchaus gute Kontakte zu vielen medizinischen Zentren aufbauen können, die sich mit Krebs auseinandersetzen. Also begann ich in den großen onkologischen Abteilungen mit der Suche nach spontan Geheilten. Vergeblich. Zwei Klinikchefs erinnerten sich an Fälle vom Hörensagen, alle anderen konnten mit keiner einzigen Patientengeschichte aus ihrer Erinnerung hilfreich sein.

Bei Kliniken und einzelnen Medizinern dagegen, die sich zum Ziel gesetzt haben, Krebs aus der Sicht der Ganzheitsmedizin – also unter Einbeziehung von Alternativmedizin und Psychologie – zu behandeln, war die Suche fast zuverlässig erfolgreich. Mir ist bewusst: Das ist kein Beweis, dass diese Therapeuten erfolgreicher sind als die konventionellen Mediziner. Genauso ist es möglich, dass sich ein bestimmter Personenkreis, der offen und bereit ist, die Herausforderung Krankheit mit jeder Faser der eigenen Existenz anzunehmen, überproportional häufig an solche Zentren wendet, und sich die Selbstheilung aus diesem Grund dort häufiger einstellt.

1997 habe ich im deutschen Kleinstädtchen Bad Mergentheim die Hufeland Klinik besucht. Wolfgang Wöppel, Krebsmediziner und Leiter der Klinik, hat mir recht vernünftig erklärt, wie er je nach Typ, Krankheitsgeschehen und Neigung der Patienten für jeden einen eigenen Mix aus Chemie, Psychologie und allerlei Nebenwerk zusammenstellt. Wöppel war kein Esoteriker, schulmedizinische Verfahren kannte er genau, und sie waren ihm wichtig, aber er machte kein Hehl daraus, dass er um ihre Begrenztheit wusste. Er kannte auch die Schwächen der vielen alternativmedizinischen Methoden und kritisierte, dass es für den Nachweis ihrer Wirksamkeit so wenig seriöse Studien gab. Und er distanzierte sich von den Heilslehren, die vorgaben, mit Nahrungskarenz oder Vitaminen oder anderem Unsinn schwer kranke Krebspatienten gesund zu machen. Kein einziges Verfahren allein, so sein Leitsatz, kann den Krebs besiegen. Aber klug gebündelte Maßnahmen aus verschiedenen Ansätzen können den Organismus darin unterstützen, die Krankheit zu stoppen oder sogar zurückzudrängen.

Wöppel hielt Erfahrungswissen über den Einfluss persönlicher Eigenschaften, Neigungen der Patienten, ihre Vorgeschichte für wichtig, um den individuellen Therapiemix zusammenzustellen.

In seiner Klinik in Bad Mergentheim traf ich zunächst Armin Schütz, dessen als nicht mehr behandelbar eingestufte Metastasen hier in wenigen Wochen verschwunden waren. Seine Geschichte beginnt im Frühjahr 1991. Da entdeckt Armin Schütz, dass an seinem rechten Oberschenkel ein kirschkerngroßes Muttermal wächst. »Beruflich stand ich damals unter starkem Stress«, erinnert sich der Elektrotechniker. »Auch im Privatleben war nicht alles so, wie ich es mir wünschte. Ich war in einer Lebenskrise.«[15]

Er geht zum Hausarzt. Das Muttermal wird herausgeschnitten, die Gewebeprobe wird analysiert: schwarzer Hautkrebs, Melanom. Armin Schütz verlässt sich auf die Aussage des Hautarztes: »Wir haben das Problem im Griff.«

Doch drei Jahre später ist sein Körper voll von großen Geschwülsten, Metastasen des Hautkrebses. In einem solchen Stadium gibt es bei Melanom-Patienten kaum noch Hoffnung.

Die Knoten wachsen. Schütz lässt sich mit Chemotherapie behandeln, aber auch mit Hyperthermie und psychotherapeutischen Verfahren. Er wendet sich an Wolfgang Wöppels ganzheitsmedizinische Hufeland Klinik. Und er beschäftigt sich auf sehr produktive Art mit sich selbst, seinem Leben, seinen Motiven zu handeln.

Er erinnert sich an einen Traum von damals: Er geht darin auf einem Feldweg, kommt an eine Weggabelung. Der eine Pfad verläuft weiter durch das Tal, der andere führt steil hinauf zu einem Bergkamm. Er kann den einfachen Weg weitergehen oder den beschwerlichen bis zum Gipfel nehmen. Nur dieser anstrengende Weg bringt die grandiose Aussicht ins Tal. Armin Schütz wacht auf, bevor er sich für einen der beiden entscheidet, mit dem Gefühl der Sehnsucht nach dem Blick ins Tal. Er träumt viel in dieser Zeit. Die Träume machen ihm Hoffnung. Ein Weg führt ins Leben, einer in den Tod, denkt er. Es sei ihm sehr wichtig gewesen, erinnert er sich, zu akzeptieren, dass beides möglich ist.

Während seines letzten Aufenthalts in der Hufeland Klinik bildet sich auch die letzte Metastase zurück. Als Armin Schütz entlassen wird, können die Diagnosegeräte keine einzige Metastase mehr in seinem Körper entdecken. Das ist bis heute so geblieben.

Ich habe die Intensität meines Staunens gut in Erinnerung, als Armin Schütz mir seine Geschichte erzählte, und ich wusste, dass alle medizinischen Fakten stimmten. Es war auch sein Staunen – er wusste auch nicht, was mit ihm geschehen war. Er ahnte, dass es etwas mit seiner inneren Wandlung zu tun hatte, mit der richtigen Entscheidung für den scheinbar weiteren und mühsameren Weg. Aber es war für mich, zumindest rückblickend, ein eher akademisches Staunen.

Um die Jahrtausendwende begannen die ersten medizinischen Zentren sich dem Phänomen Spontanheilung zu widmen. Es gab inzwischen mehr als 1000 gut dokumentierte Fälle. Aber die Lebensumstände dieser Menschen schienen keine vergleichbaren Merkmale aufzuweisen, die eine Erklärung des Phänomens möglich machten. Der aus Japan stammende Psychologe Hiroshi Oda etwa forschte am Institut für Psychosomatik der Universität Heidelberg anhand von 29 konkreten Spontanheilungen nach den psychischen Voraussetzungen, die eine Heilung einleiten können.[16] Der Nürnberger Krebsspezialist Herbert Kappauf hat 22 Fälle genauestens dokumentiert, er ging die Frage von der medizinisch-technischen Seite an, indem er begleitende Infektionen, angewandte Therapien und Immunstatus verglich. Beide Wissenschaftler kamen zum gleichen Ergebnis: »Es gibt keine signifikanten Gemeinsamkeiten«, sagt Oda, »kein Rezept, das man anbieten könnte.« Jedes Schicksal sei völlig individuell, meint auch Kappauf.[17]

Die Ratlosigkeit der beiden muss aber nicht mutlos machen. Denn ein paar Dutzend Fälle zusammenzutragen und nach gemeinsamen Merkmalen zu suchen ist noch keine wissenschaftliche Analyse möglicher Umstände und Faktoren, die zur Selbstheilung beitragen. Eigentlich müsste die medizinische Forschung mit all ihren Arsenalen recherchieren und analysieren, was die Umstände und Faktoren sind, die Spontanheilungen bei schweren Erkrankungen möglich machen. Denn daraus ließe sich ableiten, mit welchen Maßnahmen die Selbstheilungskräfte so mobilisiert werden können, dass Spontanheilungen häufiger geschehen. Die gezielte Mobilisierung dieser Selbstheilungskräfte wäre ein sensationeller Fortschritt in der Medizin.

Doch davon ist wenig zu merken. Die medizinische Forschung ist fest im Griff der Medizin-Industrie, allen voran der Pharma-Industrie. Großzügige Mittel gibt es für alle Forschungsbereiche, in denen verkaufbare Produkte als möglicher Vorteil für Diagnose und Therapie herausgefiltert werden können: Die Entwicklung der bildgebenden Verfahren mit immer bombastischeren und teureren Geräten wird mit Elan vorangetrieben, die Labordiagnostik und die Pharma-Forschung sowieso. Doch wer soll Forschung finanzieren, als deren Ausfluss vielleicht »nur« Mentaltechniken und vernünftige soziale Beziehungen propagiert werden? Die Industrie nicht, das ist ihr auch nicht vorzuwerfen. Aber dass der Staat sich so weit aus der Forschungsfinanzierung zurückgezogen hat, ist sehr wohl zu kritisieren.

2012 besuchte ich die Hufeland Klinik erneut. Jetzt war ich nicht nur interessierter Journalist und Filmemacher, sondern selbst Krebspatient auf der Suche nach Orientierung. Ich hatte meine Strahlentherapie hinter mir, und der Tumor war nicht mehr sichtbar. Aber ich wusste, dass das erst der Anfang des Weges war, den Krebs zu besiegen. Doktor Wöppel war leider verstorben, aber seine Nachfolgerin empfing mich offen und freundlich. Diesmal traf ich Helmut Bayreuther. Er hatte Darmkrebs mit Metastasen in Leber und Nieren, hat mir Nina Reis, seine Ärztin, erzählt. Die Ärzte in der Uniklinik Erlangen hatten Helmut Bayreuther noch maximal ein Jahr zu leben prognostiziert. Die fünfte Chemotherapie hatte ihn sehr geschwächt, er entschloss sich, sie abzubrechen. »Ich war schlapp, ich war müde, bin nur noch auf dem Sofa gelegen, ich hatte keine Kraft mehr. Aber mein Professor in Erlangen meinte: Chemo, Chemo, Chemo«, erzählt er. Helmut Bayreuther brach die Therapie ab und kam in die Hufeland Klinik.[18]

Sein Arzt in Erlangen konnte dem nichts abgewinnen: »Er war außer sich, das sei mein Todesurteil, dann könne er nichts mehr für mich machen.« Die Ärzte in der Hufeland Klinik behandelten Bayreuther mit einer milderen Chemotherapie und dazu mit künstlichem Fieber, um das Immunsystem aufzumöbeln.

Behutsam werden hier die Patienten auch mit ihren seelischen Problemen vertraut gemacht. Darüber sprechen ist nicht jedermanns Sache, aber es gibt verschiedene Möglichkeiten, Gefühle auszudrücken. Herr Bayreuther modellierte mit Ton Figuren und er malte. Der Pensionist ist kein Mann der großen Worte, er verwendet die knappen Formulierungen eines deutschen Facharbeiters: »Man kann es nicht so richtig beschreiben, sondern das hat man einfach in sich, und da hat man Gedanken, nur, das ist halt alles im Inneren und man gibt nicht so alles preis, weil das sind so viele Gedanken, die da herumschwirren.«

Aber der Patient Bayreuther arbeitete an sich. So erlernte er Yoga. Und es ging bald aufwärts. »Hinter der Klinik geht ein Weg hinauf, den Berg hoch, da bin ich erst ganz langsam gelaufen, dann hab ich gedacht, ach, das geht ein bisschen besser, dann hab ich das Joggen angefangen und in der sechsten Woche bin ich den Berg hinaufgejoggt.« Mit dem Sport fand der Krebspatient wieder eine gute Beziehung zum Körper, das veränderte auch seine Haltung zum Krebs. »Damals war die Angst weg. Die Angst zu sterben war weg«, erzählt Doktor Reis. »Und das war das Wichtigste. Er hat losgelassen. Einfach die Natur oder das Universum entscheiden lassen, was mit mir passiert.«

Herr Bayreuther erzählt von seinen ausgedehnten Radtouren, die er begann, als ihm der Hügel hinter der Klinik zu niedrig wurde. »Es war irgendwie befreiend. Ich konnte mich jetzt nicht aufs Zimmer setzen und fernschauen, ich bin bei Wind und Wetter entweder den Berg hoch- oder dann an der Tauber entlanggefahren. Also das war für mich einfach ein Muss.«

Nach zwei Jahren war kein Krebs im Körper mehr sichtbar. Niemand konnte verstehen, was mit dem Mann passiert war. Seit mehr als einem Dutzend Jahren kommt Herr Bayreuther nun einmal jährlich zur Kur und Kontrolle – die Leber ist frei von Krebs, er ist gesund. »Die Ärzte in Erlangen haben mich dann noch einmal eine Woche in die Erlangener Klinik bestellt und haben mit allen Geräten versucht, diese Metastasen zu finden. Aber es war nichts mehr da.«

Die Wege von deutschen Kleinstädten zurück nach Wien sind weit und mit dem Kamerateam meist nur mit dem Auto halbwegs sinnvoll zu bewältigen. Das Angenehme daran: Ich habe viel Zeit nachzudenken. Die Heilung von Helmuth Bayreuther ist nachhaltig, er ist auch noch 15 Jahre nach der ersten hoffnungsfrohen Diagnose gesund und frei von Krebs. Seine Ärztin ist überzeugt, dass seine innere Wandlung vom angstvollen Patienten ohne Hoffnung zum sportiven Menschen, der durch sein eigenes Tun wieder Vertrauen in den eigenen Körper bekommt, entscheidend für die Heilung war.

Ich habe die intensive Angst auch erlebt, als ich damit konfrontiert wurde, dass ich Krebs habe. Eine Krankheit, die mein Leben bedroht und gleichzeitig ein Teil von mir ist. Es sind meine eigenen Zellen, die mich gefährden. Ich erinnerte mich an Armin Schütz, dessen Metastasen ebenfalls in der Hufeland Klinik verschwunden sind. Der hatte mit seinen Krebszellen als Verbündete gesprochen, weil schließlich auch sie zugrunde gehen, wenn sie sein Leben beenden. Er beschrieb seine inneren Dialoge so: »Ein Weiterleben ist also nur möglich, wenn ihr euer aggressives Eigenleben einstellt und in den Verband der guten Zellen zurückkehrt.«

In Wien angekommen, ging es an einen weiteren Besuch für die TV-Dokumentation »Wunder Heilung«.[19] Eine Mitarbeiterin hatte mir von Winfried Egger erzählt. Er wohnt am südlichen Stadtrand von Wien und leitete bis zur Jahrtausendwende einen großen öffentlichen Forstbetrieb.

2005 merkte seine Frau, dass seine Augen ohne erkennbaren Anlass gelb waren. Er ging in die Wiener Universitätsklinik, das AKH, und dann ging alles ganz schnell. Der Pensionist wurde rasch operiert – die Ärzte hatten einen Tumor an der Bauchspeicheldrüse entdeckt. »Mein Sohn war zur selben Zeit im AKH als Zivildiener tätig, der hat damals den Professor sofort nach der Operation gefragt, wie es denn gegangen ist«, erzählt er mir. »Und der hat ihm gesagt, wenn er gewusst hätte, wie groß der Krebs schon ist, hätte er mich nicht mehr operiert.«

Es war Krebs der Bauchspeicheldrüse. »Ich hab alles liegen und stehen lassen. Ich war wie ferngesteuert. Ich war wie, ich weiß nicht, ich hab an nichts gedacht, es war nur: Na gut, das ist jetzt ein halbes Jahr, und das war's«, erzählt Ingrid Egger, seine Frau.

Winfried Egger ist überzeugt zu wissen, wie sein Krebs entstanden ist. Fünf Jahre vor der Erkrankung wurde er mit etlichen

Mitarbeitern ohne Vorankündigung zwangspensioniert. »Es ist die größte Enttäuschung, das muss ich ehrlich sagen. Wenn man sein ganzes Leben für einen Betrieb einsetzt und immer nur das Beste will.« Herr Egger wird spürbar emotional, seine Stimme zittert leicht. »Und dann über Nacht einfach so gesagt bekommt: Jetzt bist du alt, zu teuer, und jetzt schleich dich, auf gut Deutsch gesagt. Und das hat ja nicht nur mich betroffen, sondern Hunderte. Mir ist aufgefallen, dass etliche Mitarbeiter und auch Kollegen an Krebs erkrankt sind und auch schon gestorben sind.«

Winfried Eggers Vermutung klingt für mich nicht unplausibel.

Apoptose nennen Biologen den natürlich programmierten Zelltod, der sich täglich rund 50 Milliarden Mal in einem menschlichen Körper ereignet: Die Zelle wird glasig, schrumpft und löst sich schließlich auf. Sie wird von anderen, jüngeren Zellen ersetzt. Dieser Tod ist überlebenswichtig. Weil nicht jede Zellteilung genau nach Plan verläuft, schleichen sich beim Kopieren der DNA nach und nach mehr oder weniger große Fehler ein. Ohne das Absterben der Zellen würden sich solche Erbgutschäden häufen und zu unerwünschten Folgen wie etwa Zellwucherungen oder Funktionsstörungen in den Organen führen.

Eine davon kennen wir unter dem Sammelbegriff Krebs.

Krebs entsteht jeden Tag tausendfach in jedem Menschen durch Kopierfehler bei der Teilung der Zellen. UV-Strahlen, Radioaktivität, Belastung durch freie Radikale oder einfach Kopierfehler führen dazu, dass etwa eine von 10.000 Zellteilungen eine besondere Zelle hervorbringt. Sie ist genetisch so verändert, dass sie sich unentwegt weiterteilt. Und noch wesentlicher: Das Zelltodprogramm ist bei diesen Zellen abgeschaltet. Sie vermehrt sich also unentwegt weiter, ohne wie eine normale Zelle eines Tages zugrunde zu gehen.

Ein gesundes Immunsystem wird aber mit diesen verrückt gewordenen Zellen jederzeit fertig. Negativer Stress dagegen schwächt das Immunsystem.

Winfried Egger hat das wohl ähnlich gesehen. Er hat sich nach Operation und Chemotherapie an eine Ganzheitsmedizinerin mit psycho-onkologischer Ausbildung nach Carl Simonton gewandt. »Wenn du hörst, ›ich habe Bauchspeicheldrüsenkrebs‹, dann denkst du an den Tod. In diesem Moment«, sagt Elisabeth Doenicke-Wakonig, die eine Ausbildung nach Simonton absolviert hat. »Dann geht es aber darum, dass man auch Strategien entwickelt, also dass man erst einmal sagt: ›Okay, ich bin bereit zu sterben. Aber ich will leben.‹ Und erst wenn ich das gelernt habe, bin ich auch bereit, gut zu leben.«[20]

Winfried Egger ist überzeugt, dass sein Glaube und seine Gebete wesentlich dafür waren, dass er die Angst vor dem Sterben überwunden hat. »Ich hab viel gebetet. Ich hab Rosenkranz gebetet, und auch mein Beichtvater ist gekommen und hat mir sofort eine Krankenölung gegeben und hat mir gesagt: Vertrau auf deinen Herrgott und auf die Kunst der Ärzte.«

Der Krebs an der Bauchspeicheldrüse und die Metastasen sind plötzlich verschwunden. Winfried Egger sieht das so: »Für mich ist es so, als hätte der Herrgott gesagt: Den hol ich mir erst viel später. Der darf noch schöne Jahre mit der Familie und mit Freunden auf Erden erleben.«

Seit gut sechs Jahren ist Winfried Egger nun schon frei von Krebs. War es sein Glaube, die Gebete? Die Meditation mit seiner Ärztin, wie die Seele des Patienten positiv beeinflusst werden kann?

Carl Simonton durfte ich vor der Jahrtausendwende kennenlernen, als er noch seine Seminare auch in Deutschland hielt, inzwischen lebt er nicht mehr. Er war in den USA lange Jahre Strahlentherapeut, begnügte sich aber nicht mit dem Beschuss der Gewebe mit tötenden Strahlen und begann mit Untersuchungen, welche Patienten trotz ungünstiger Prognosen länger leben oder sogar wieder gesund werden ließen. Und er fand eine zentrale Gemeinsamkeit: Diese Patienten »waren der Meinung, dass sie Einfluss auf den Verlauf ihrer Erkrankung nehmen« – weil sie noch für ihre Kinder sorgen mussten oder andere Verpflichtungen fühlten, am Leben zu bleiben. »Die Patienten, denen es weiterhin gut ging, besaßen einen stärkeren Lebenswillen.«[21]

Simonton und seine Frau Stephanie beschäftigten sich mit den Ergebnissen der Motivationspsychologie – sie suchten nach Wegen, »den Glauben der Patienten in eine positive Richtung zu lenken«, und begannen, mit einer Methode zu experimentieren, in der sich ihre Patienten zusätzlich zur konventionellen medizinischen Behandlung ihren Heilungsprozess mehrmals täglich intensiv vorstellten.

Die Überlegung war plausibel: Die meisten Menschen sind imstande, mit der Kraft ihres Willens Blutdruck oder Pulsfrequenz zu beeinflussen, wie etwa mit Biofeedback gezeigt werden kann. Warum sollte das beim Immunsystem nicht funktionieren?

Der erste Patient, den Simonton nicht nur mit Strahlentherapie, sondern auch mit dieser Methode behandelte, hatte für die Strahlentherapie eine ungünstige Prognose. Er litt an Kehl-kopfkrebs, hatte bereits viel an Gewicht verloren und konnte kaum noch schlucken. Zu Simontons Überraschung wurde der Patient vollständig gesund. Doch am meisten erstaunte den amerikanischen Arzt, dass der Patient keine der sonst üblichen unerwünschten Nebenwirkungen der Strahlentherapie wie Schwächegefühle und Übelkeit zeigte.

»Im Wesentlichen ist die Visualisierung ein Zustand voll-kommener Entspannung, in dem sich der Patient das ersehnte Ziel oder Behandlungsergebnis bildlich vorstellt«, beschreibt er den Ansatz. Das Grundprinzip der Vorstellungsarbeit, wie sie von Simonton gelehrt wird, besteht darin, dass sich der Patient das gewünschte Ergebnis oder eine Bewegung in Richtung hin zum gewünschten Ergebnis mehrmals täglich auf eine Weise vorstellt, die für ihn persönlich passt.

Ansätze wie diesen, aber auch etwa jene von Simontons Mentor Lawrence LeShan[22] finde ich sehr ermutigend. Und sie können für viele Patienten begleitend zur konventionellen Be-handlung die Heilungschancen erhöhen. Inzwischen werden im Ansatz vergleichbare Methoden des Mentaltrainings und der Autosuggestion in vielfältiger Form angeboten, die ähnli-che Grundsätze befolgen wie Simonton – seine Methode ist et-was aus der Mode geraten, aus welchem Grund auch immer.

Auch Gebete, wie sie Winfried Egger vielfach für seine Hei-lung gesprochen hat, sind ein meditativer Akt. Es gibt viele kla-re Erkenntnisse dazu: Spiritualität jeder Art kann helfen, die innere Struktur des Menschen wieder in Balance zu bringen.

Aber es gibt auch Gebete an einen strafenden Gott, und die haben sich sogar als gesundheitsschädlich erwiesen. Der Innsbrucker Psycho-Neuro-Immunologe Christian Schubert gab mir zu diesem Thema folgende Zusammenfassung: »Es gibt auch einige Studien, die zeigen können, dass Religion auf der einen Seite sehr positive Effekte haben kann, aber in dem Moment, in dem das Ganze in Richtung Angst kippt und in Richtung Strenge und Schuld, gibt es auch deutlich negative Effekte, auch auf die Gesundheit.«[23]

Ich bin ohne Religion aufgewachsen. Aber jetzt, in der auch persönlichen Auseinandersetzung mit Krankheit und Heilung, beginne ich Spiritualität anders zu sehen. Die Selbstwahrnehmung des Menschen nicht nur als Individuum, sondern als Teil der Gemeinschaft und des Universums ist eine bedeutsame Ebene des Menschseins. Ich habe den Physiker und Theologen Herbert Pietschmann zu diesem Thema befragt und Bemerkenswertes gehört: »Die Erkenntnis, dass der Mensch als Einzelner noch kein Mensch ist, sondern anderer Menschen bedarf, um Mensch sein zu können, ist ja, wenn Sie so wollen, das, was bei uns im Neuen Testament mit der Forderung nach Nächstenliebe aufgestellt wird. Der Glaube heißt ja nicht, dass man glaubt, dass es irgendwo einen Mann mit langem Bart gibt, der die Welt gemacht hat, sondern der Glaube heißt ja, dass uns bewusst wird, dass diese Aufforderung, nämlich sich in Liebe mit den anderen Menschen zu verhalten, tatsächlich die Quelle des Menschseins überhaupt ist. Und in dem Sinne – ein solcher Glaube ist natürlich äußerst hilfreich, auch für die Gesundheit.«

Liebe zu anderen Menschen als Quelle des Menschseins und der Gesundheit – ich glaube zwar nicht an einen Gott, aber diesen Glauben teile ich.

Heilung
ist natürlich

Heilung ist ein natürlicher Vorgang, auch wenn es wundersam wirken kann, wenn sie eintritt. Manches ist uns noch selbstverständlich: Hautabschürfung, Durchfall, Grippe, Schnupfen oder das Stechen in der Seite: In ein paar Tagen hat die Natur die Sache meist erledigt. Aber auch mit den durch Teilungsfehler zu Krebszellen entarteten Zellen wird ein gesundes Immunsystem fertig. Es erkennt sie und schaltet sie aus, ein normaler alltäglicher Vorgang, der sich jeden Tag tausendfach im Körper abspielt. Denn bei Milliarden Teilungsvorgängen sind einige tausend Kopierfehler eine normale Sache.

Freilich gibt es auch Defekte, auf die der Körper nur unzureichend reagiert. Verstopfte Blutgefäße etwa, die zu Herzinfarkten, Thrombosen oder Schlaganfällen führen, kriegt der Körper eigenständig kaum mehr wieder auf und durchgängig. Oft bilden sich dann als eine Art Abwehrreaktion neue Bindegewebsverwachsungen, die das Problem freilich nicht kleiner machen. Hier ist Chemie der konventionellen Medizin kurzfristig ein wahrhaft heilsamer Segen. Doch Stents, mit denen verengte Gefäße aufgedehnt werden, und Bypässe gehen sehr oft wieder zu.

Der kalifornische Internist Dean Ornish hat schon Ende der 1990er-Jahre gezeigt, was hier nachhaltig hilft. In einer Studie konnte er beweisen: Psychotherapie, Sport und gesunde Ernährung haben bei Infarktpatienten wesentlich nachhaltigere Ergebnisse als Chemie und Skalpell allein. Bypass-Operationen und Aufdehnungen der Arterien mit Stents wirken zwar unmittelbar, meist gehen die Gefäße aber einige Zeit später an anderer Stelle wieder zu. Menschen, die ihr Leben umstellen, haben dagegen Chancen auf nachhaltige Gesundung.[24] Ich habe Ornish damals kennengelernt. Er wirkte auf mich eher wie ein konventioneller Facharzt und sagte auch klar: Wenn es die Situation erfordert, greift auch er zu allem, was Intensivmedizin und Pharmakologie an Sinnvollem zu bieten haben. »Wenn ein Patient mit heftigen Brustschmerzen zu mir in die Notaufnahme kommt und sagt, ›Bitte, Doc, nehmen Sie diesen Elefanten von meiner Brust‹, dann füttere ich ihn nicht mit Brokkoli.« Seine leidenschaftliche Kritik galt vielmehr dem verkürzten und verengten Denken seiner Zunft. »Es kam mir vor, als wolle man nur den Fußboden aufwischen, wenn das Waschbecken überläuft, ohne den Wasserhahn zuzudrehen«, beschrieb er seine langjährigen Erfahrungen mit der konventionellen Kardiologie. Bei Ignoranz von Belastungen durch Lebensbedingungen wie emotionaler Stress, Isolationsgefühle, Mangel an sozialen Bindungen, unterdrückte Aggression und schwaches Selbstwertgefühl gingen die mechanisch aufgedehnten Arterien eben bald wieder zu.

Ornish hat sich beruflich weiterentwickelt. Knapp 20 Jahre nach seinen ersten Studien zeigte er, dass Änderungen im Lebensstil und in der Stressbewältigung sogar die Gen-Expression verändern. Er untersuchte 30 Männer mit Prostatakrebs, die sich gegen eine radikale Zerstörung des Tumors entschieden hatten. Ornish bot ihnen stattdessen eine fettarme, vollwertige, überwiegend pflanzliche Ernährung, Stressbewältigungstechniken, ein moderates körperliches Trainingsprogramm und die Teilnahme an einer psychosozialen Unterstützungsgruppe. In den Gewebeproben, die zur Kontrolle des Tumors alle drei Monate entnommen wurden, untersuchten die Forscher auch die DNA des Prostatagewebes. »Anhand von Pathway-Analysen ließ sich erkennen, dass durch diese Veränderungen offenbar in biologische Prozesse, denen eine entscheidende Bedeutung bei der Tumorentstehung zukommt, eingegriffen wird«, resümieren Ornish und Kollegen. Die Aktivität der Gene in den Zellen hatte sich tatsächlich verändert.[25]

Der menschliche Körper ist also in der Lage, auch mit Krebs fertigzuwerden. In welchem Ausmaß das der Fall ist, war lange nicht bekannt. Das seien extrem seltene Fälle, war die gängige Meinung unter konventionellen Medizinern. Doch diese Meinung hat sich inzwischen als völlig falsch herausgestellt. Mindestens ein Drittel von schweren Erkrankungen wie Krebs werden vom Immunsystem wieder zum Verschwinden gebracht, ohne dass wir das überhaupt merken.

Dass ein großer Teil von Krebserkrankungen wieder selbst geheilt wird, haben nun die genauen Analysen der Folgen von Früherkennungs-Programmen ergeben: Seit mehr als die Hälfte aller Frauen am Mammografie-Screening teilnimmt, ist Brustkrebs häufiger geworden. Das läge daran, dass nun mehr Erkrankungen früher entdeckt werden, und dadurch stiegen die Heilungschancen enorm, jubeln die Verfechter dieser Programme.

Der Arzt Peter C. Gøtzsche und sein Team sind in Dänemark dem Phänomen auf den Grund gegangen.[26] Dabei half eine Besonderheit: In einem Teil Dänemarks begannen Mammografie-Reihenuntersuchungen bereits Anfang der 1990er-Jahre. Im Rest des Landes wurde aber für viele Jahre auf die Brustkrebsvorsorge verzichtet. So besteht in Dänemark die einzigartige Situation, dass über 17 Jahre nur etwa ein Fünftel der Frauen an solchen Früherkennungsprogrammen teilgenommen hat und sich die Bevölkerungsmehrheit als Vergleichsgruppe anbietet.

Gøtzsche untersuchte zunächst, wie viele Frauen in den beiden Gruppen an Brustkrebs starben und ob sich diese Sterblichkeit im Laufe der Zeit verändert hat. Sie sollte ja durch die Früherkennung zurückgehen, das wäre ja der Sinn dieser Maßnahmen. Dabei zeigte sich bei Frauen zwischen 55 und 74 Jahren in den Gebieten mit Mammografie-Screening ein jährlicher Rückgang der Sterblichkeit um ein Prozent. Bei gleichaltrigen Frauen in den Gebieten, wo kein systematisches Screening erfolgte, ging im gleichen Zeitraum die Sterblichkeit allerdings um zwei Prozent zurück. In den anderen Altersgruppen gab es ähnliche Ergebnisse.

Allerdings erhielten die Frauen in der Screening-Region rund 30 Prozent häufiger die Diagnose Brustkrebs als in Regionen ohne Screening. Die Analysen der Daten belegten ebenso wie ähnliche Studien in den USA, dass rund ein Drittel der mit einem Krebsbefund konfrontierten Frauen »überdiagnostiziert« waren. Das bedeutet, ihr Krebs wäre niemals klinisch relevant geworden, weil er in seiner Entwicklung irgendwann vom Immunsystem gestoppt worden und der Frau und ihren Ärzten nie aufgefallen wäre.

Noch deutlichere Ergebnisse brachte eine Analyse von US-Medizinern. Sie verglichen in den Daten des Nationalen Krebsinstitutes, wie viele Frühstadien des Mammakarzinoms und wie viele Spätstadien zwischen 1976 und 2008 in den USA diagnostiziert wurden – der Effekt der Hormonersatztherapie, die vermehrt zu Brustkrebs geführt hatte, wurde dabei berücksichtigt. Wenn die Annahme der Verfechter der Mammografie als »Vorsorge« zur Früherkennung stimmt, müssten über die Zeit vermehrt Frühstadien und um annähernd die gleiche Zahl weniger Spätstadien feststellbar sein. Frühstadien wurden tatsächlich seit der Einführung des Mammografie-Screenings doppelt so viele festgestellt – ihre Zahl stieg von 112 auf 234 Fälle je 100.000 Frauen. Die Zahl der Spätstadien sank jedoch nur von 112 auf 94 Fälle je 100.000 Frauen pro Jahr. Die Autoren schätzen, dass Brustkrebs bei 1,3 Millionen Frauen in den letzten 30 Jahren in den USA überdiagnostiziert wurde: Tumoren, die nie als Krankheit bedeutsam geworden wären, wurden durch das Screening festgestellt und radikal mit Operation und Chemotherapie behandelt.[27]

Das bedeutet aus meiner Sicht recht eindeutig: Bei etwa einem Drittel der betroffenen Frauen sind die Selbstheilungskräfte stark genug, um ein Frühstadium des Brustkrebses wieder zum Verschwinden zu bringen. Aber diese werden nach dem Screening genauso mit Operation, Strahlentherapie und/oder Hormonen behandelt wie die anderen. Denn welche Frauen trotz dieser Krebsdiagnose wieder gesund geworden wären, lässt sich nicht sagen – ihre veränderten Zellen sahen genau so aus wie jene, die vom Immunsystem nicht mehr besiegt werden konnten. »Durch die Vermeidung des Screenings lässt sich das

Brustkrebsrisiko um ein Drittel reduzieren«, zieht Peter C. Gøtzsche prägnant die Schlussfolgerung aus den Studien.

Dazu kommt, dass genau diese Frauen, die mit der Diagnose Brustkrebs-OP plus Chemotherapie konfrontiert waren, dann nach fünf Jahren als geheilt in die Statistik eingehen – obwohl sie ohne Mammografie nie krank geworden wären. »Die scheinbar größten Therapieerfolge betreffen meist solche Überdiagnosen«, resümiert Gøtzsche. Betroffene, die auf diese Weise ihren Krebs überlebt haben, leben nun im falschen Glauben, die Mammografie habe ihr Leben gerettet. Dabei wären sie niemals wirklich »krank« geworden, weil ihr Abwehrsystem rechtzeitig agiert hätte. Nur: Der diagnostizierte Krebs sieht bei allen Frauen gleich aus, die derzeitigen Diagnosemethoden erlauben keine Unterscheidung und lassen nicht erkennen, welche Frau gar nicht krank geworden wäre, weil ihre Abwehr ausreicht, um mit den Tumorzellen fertigzuwerden.

Ähnliche Daten gibt es zum Prostatakarzinom beim Mann. Durch das Screening mit dem PSA-Test – ein Laborwert, der eine Entzündung gleichermaßen anzeigt wie den Krebsverdacht – und den darauf im Verdachtsfall folgenden Gewebeproben sei die Sterblichkeit an diesem Krebs um ein Drittel zurückgegangen, verlauteten US-Mediziner stolz die Ergebnisse des Früherkennungsprogramms. Erst viel später wurde untersucht, worauf dieser Erfolg zurückzuführen ist. Und auch hier stellte sich heraus, dass durch die Früherkennung Überdiagnosen passieren, hier sogar zu einem Drittel bis zur Hälfte.[28] Auch hier ist es offenbar so, dass nahezu die Hälfte aller bösartigen Erkrankungen der Prostata vom körpereigenen Abwehrsystem im Laufe der Zeit wieder geheilt werden, ohne dass die Betroffenen es merken. Mit der Früherkennung werden sie nun zu Krebspatienten mit all den dramatischen Folgen. Das Dilemma: Niemand ist derzeit in der Lage zu erkennen, welcher Krebs wieder von selbst, also mithilfe der eigenen Körperabwehr, verschwinden wird und welcher nicht.

Dazu wissen wir einfach noch zu wenig darüber, warum es in bestimmten Fällen den Krebszellen gelingt, vom Immunsystem nicht mehr als fremde oder gefährliche wahrgenommen zu werden. Und noch weniger wissen wir darüber, ob und wie dieser Prozess umkehrbar ist – wie das Immunsystem wieder in die Lage kommt, den Krebs auszuschalten. Solches Wissen wäre allerdings der Schlüssel zum Sieg über Krebs und andere lebensbedrohende Krankheiten.

Der Prostatakrebs ist offenbar überhaupt oft ein stiller Begleiter älterer Männer, ohne dass er die Gesundheit insgesamt massiv beeinträchtigen würde. Bei systematisch durchgeführten Obduktionen von Männern um die 70 finden die Pathologen regelmäßig bei 70 bis 80 Prozent aller Verstorbenen ein Prostatakarzinom, aber nur bei drei bis vier Prozent war dieser Krebs für den Tod verantwortlich. Die meisten Karzinome wurden zu Lebzeiten gar nicht bemerkt.[29]

Die Beispiele von Krebs in Brust und Prostata zeigen ebenso wie die dokumentierten Fälle von »Spontanheilung«, dass in uns Möglichkeiten stecken, die Krankheit zum Stillstand zu bringen und zurückzudrängen, und dass diese Möglichkeiten vom menschlichen Organismus auch viel häufiger genutzt werden, als es uns die konventionelle Medizin zutraut: in gut einem Drittel der Erkrankungsfälle.

Der besondere
Blick

ch bin weder Therapeutin noch Esoterikerin, und ich benutze auch keine Hilfsmittel wie Pendel oder Amulette. Was mich leitet, ist einzig meine Liebe zu den Menschen und meine Intuition. Ich sehe spontan die Themen und Ereignisse, die meine Patienten krank gemacht haben. All das offenbart sich mir, indem ich mich ihnen völlig öffne. Ich lege Ihnen die Hand auf, die älteste Heilkunst der Welt ...«

Teresa Schuhl, eine aparte dunkelblonde Frau mit bemerkenswert großen Augen, sitzt in der Praxis, die sie gemeinsam mit Wolfgang Bittscheid betreibt. Das Heiler-Duo wurde uns von etlichen angesehenen Medizinern empfohlen, hinter vorgehaltener Hand, versteht sich. Sie haben zahlreiche Patienten in die Siegburger »Praxis für energetische Medizin« geschickt, und manche der aussichtslosen Fälle seien tatsächlich wieder gesund geworden. Ich bin nach wie vor skeptisch und besorgt, Scharlatanen in die Hände zu fallen und ihr aus Geschäftstüchtigkeit entstandenes Brimborium auch noch publizistisch zu vervielfältigen. Das sei bei Schuhl und Bittscheid sicher nicht der Fall, sagten die Herren Professoren. Das beruhigte ein wenig.

»Ich bin in Tadschikistan geboren und aufgewachsen«, erzählt Teresa Schuhl, die Kultur dort habe ihr Wesen und das Verständnis für Mystik und Spiritualität geprägt: »Den heiligen Glauben im Verborgenen zu ehren und tief im Herzen zu leben, erfuhr ich durch die alten Frauen, die sich heimlich zum Gebet trafen.«[30]

Schuhl kam im Alter von zehn Jahren nach Deutschland. Erst nach einer persönlichen Tragödie habe sie selbst ihre Heilkraft entdeckt, erzählt sie. Die Ehe mit einem psychisch kranken Mann ging in die Brüche, sie selbst wurde krank und landete mit akutem Nierenversagen in der Intensivstation. »Ich bin mit Nierenversagen, mit 36 Kilo, auf die Intensivstation gekommen, und man sagte mir, so wie es aussieht, hätte ich noch zwei, drei Wochen zu leben, und ich bin ins Koma gefallen. Was war? Ich weiß es nicht. Ich hatte keine Nahtoderlebnisse, gar nichts, ich bin aber nach zwei Wochen wieder wach geworden und hatte ein Lichterlebnis.«

Damit sei ihre persönliche Wende gekommen, das Glücksgefühl habe in ihr den Satz hinterlassen: »Du wirst viel Licht bekommen, aber nutze es nicht nur für dich selbst.«

Krankheiten erleben die meisten Menschen als eine Bedrohung, weiß Schuhl. »In Wahrheit jedoch sind sie Hilfeschreie der Seele. Auch wenn es verblüffend klingt: Jede Krankheit ist ein Freund. Sie kommt als Begleiter, wenn wir unseren Weg verloren haben, und eröffnet die Chance, zu den tiefsten Abgründen unseres Selbst zu gelangen. Zu den dunklen Seiten. Dort sind verdrängte Verletzungen und Ängste verborgen, die als körperliche Symptome an die Oberfläche gelangen. Ich helfe den Menschen, diese Verwundungen zu erkennen und zu überwinden.«

Frau Schuhl wurde gesund und erzählt, dass sie sich von da an ihrer Bestimmung bewusst war: »Als ich aus der Klinik entlassen wurde, begann mein Weg. Da berührte mich irgendetwas. Ich möchte dem aber gar keinen Namen geben, weil ich glaube, wenn man das auf irgendeine Art, auf irgendeine menschliche Art beschreibt, ist das immer beschränkt. Und das hat mich berührt, und es berührt mich bis heute noch, und diese Berührung gebe ich einfach durch meine Hände weiter. Wenn ich einen Menschen berühre, berührt es mich, und ich nehme die Botschaft seiner Seele wahr. Die Seele des Heilers bedarf keiner eigenen Erfahrung des fremden Schmerzes, um Mitgefühl zu entwickeln, sie ist göttlichen Ursprungs. Ein kranker Mensch wird zum Suchenden. Und auf dieser Suche nach Heilung aktivieren wir Impulse in uns, die uns nicht nur zur Schulmedizin, sondern weit darüber hinaus zu unseren Selbstheilungskräften führen. Ebenso können die aktivierten Impulse die Grundlagen unserer Vorstellung vom Heil-Sein ganz neu ordnen.«

Ich merke, dass die Abwehrhaltung in mir allmählich einem Interesse weicht. Ich verstehe manche Bilder nicht, welche die Heilerin verwendet. Was göttlichen Ursprungs ist, habe ich nie geglaubt und gespürt. Aber ich spüre eine tiefe Gelassenheit und Überzeugung in meiner Gesprächspartnerin. »Wenn ich meine Hände auflege, dann spüre ich an meinem eigenen Körper, was passiert. Nicht nur in dem Augenblick, in dem ich die Hände auflege, sondern was grundsätzlich in seinem Leben passiert. Ich spüre den Impuls: Wo kommt die Krankheit her?«, versucht Frau Schuhl mir zu vermitteln, wie wenig ihr Vorgehen mit den bei uns tradierten Denkmustern zu tun hat.

Schuhls Ordinations-Partner Wolfgang Bittscheid kommt hinzu, wir trinken Tee. Er hat seine berufliche Karriere als Orthopäde begonnen. »Ich wollte immer einen Beruf ausüben innerhalb der Medizin, bei dem ich nur die Hände brauche«, erzählt er. Schließlich wurde Chiropraktik sein Spezialgebiet: »Das ist eine Sache, die kann man mit den Händen und mit dem Herzen machen, das war wunderbar.« Die Chiropraktik versucht die Beziehung zwischen Struktur (Wirbelsäule) und Funktion (Nervensystem) des menschlichen Körpers zu beeinflussen. 1995 wurde er selbst schwer krank. Die Hepatitis, die schon zwei Jahrzehnte in seinem Körper schlummerte, sei »explodiert«, erzählt er. Das dagegen eingesetzte Interferon verbesserte seine Krankheit nicht, bescherte ihm aber schmerzhafte Nebenwirkungen. »Ich wandte mich dann an zwei Heiler, von denen ich zufällig gehört hatte. Innerhalb von vier Monaten wurde ich weitgehend gesund. So entstand in mir der tiefe Wunsch, selbst Heiler zu werden. Ich besuchte Seminare und lernte Brenda Davies kennen, die bekannte englische Psychotherapeutin und Heilerin.«

Nach einigen Monaten hatte er – noch während der Ausbildung – sein erstes Erlebnis seiner Heilkraft. »Meine erste Patientin, der ich die Hände auflegte, war eine Unternehmensberaterin, die gar nicht als Patientin zu mir gekommen war, sondern wegen einer Projektbesprechung. Im Laufe unseres Gesprächs merkte ich, dass sie unter Nacken- und Kopfschmerzen litt. Sie berichtete mir, dass sie diese Schmerzen seit einem Unfall vor zehn Jahren hätte. Ich stand auf, legte ihr die Hände auf die Schultern und bat sie, die Augen zu schließen, sich zu entspannen und ihre Gedanken loszulassen. Etwa 20 Minuten lang konzentrierte ich mich darauf, heilende kosmische Energie, wie ich es damals nannte, über meine Hände auf meine Patientin zu übertragen. Dann atmete sie tief durch und stellte erleichtert fest, die Schmerzen seien wie weggeblasen.«

Bittscheid beginnt selbst in seiner Praxis die Behandlungen meist konventionell medizinisch, erzählt er. »Ich habe gar nicht den Ehrgeiz, durch irgendwelche übersinnlichen Wahrnehmungen zu spüren, wo ein Krebs ist oder wie lange schon eine Epilepsie besteht, aber darum geht es auch nicht. Ich könnte nicht sagen, dass ich über die Hände die Diagnose ertaste. Aber durch meinen Beruf höre ich seit gut 40 Jahren Menschen zu. Beim Heilen gibt es so einen Gesamteindruck, der mich leitet.«

Er hofft darauf, dass auch seine Berufskollegen sich der Kraft des geistigen Heilens bedienen. »Die meisten unserer Patienten behalten ihre schulmedizinische Behandlung bei, was wir unbedingt unterstützen, beispielsweise bei Tumorpatienten, die neben der energetischen auch ihre onkologische Betreuung oder Behandlung weiterführen.«

Bittscheids Sichtweise auf Gesundheit und Krankheit habe sich grundlegend gewandelt: »Als ich noch voll in meinem orthopädischen Wirken stand, war ich überzeugt, dass 90 Prozent aus dem körperlichen Bereich kommen, zehn Prozent aus der Psyche. Heute bin ich überzeugt, dass mindestens 90 Prozent aus dem seelischen Bereich und ganz selten Krankheiten, seltene Ausnahmen, wirklich rein aus dem Körperlichen kommen.«

Es gibt also Kombinationen aus Schulmedizin und geistigem Heilen. Und es gibt Menschen, die von der konventionellen

Medizin praktisch aufgegeben waren und dennoch wieder gesund sind.

Bei Mariola Preisner hatte die Schulmedizin ihre Grenzen erreicht. Vor sieben Jahren hat sie auf der rechten Körperseite zunächst ein leichtes Taubheitsgefühl bemerkt, dann habe ihre Hand »beim Schreiben nicht mehr so schnell reagiert, wie ich wollte. Ich war ein bisschen wie gelähmt«, erzählt die aus Polen stammende kaufmännische Angestellte. Eine Magnetresonanzaufnahme und eine Gewebeprobe brachten die Diagnose »Glioblastom«, die aggressivste Form eines Hirntumors. »Die Ärzte geben mir noch maximal drei Monate, das war ein Todesurteil«, erinnert sie sich. »Sie rutschen und fallen und fallen und finden erst mal keinen Boden.«[31] Strahlentherapie und medikamentöse Behandlung hat Preisner nach kurzer Zeit abgebrochen, weil sie die Nebenwirkungen und Schmerzen nicht verkraftete. Stattdessen hat sie ihre Ernährung umgestellt und auf verschiedenste alternative Verfahren gesetzt. »Zuerst erschien mir alles sinnlos«, erzählt sie. »Aber dann habe ich mir gesagt, vielleicht geht es drei Monate und einen Tag oder doch zwei, vielleich auch drei.« Als sie zu Frau Schuhl kam, waren schon einige Wochen vergangen. »Die wollte dann die gesunden Zellen dazu bewegen, sich zu entwickeln und dann überhandzunehmen, dass die dann einfach selbst fertigwerden mit den kranken Zellen«, erzählt sie, »ich weiß nicht, warum, aber das Händeauflegen hat mir viel Energie gegeben.«

Ihr Todesurteil hat Frau Preisner nun schon sieben Jahre überlebt. Ich überzeuge mich selbst von den Befunden davor und danach. Im Hirnscan zeigen sich noch Schatten – entweder von Narben oder von einem wesentlich zurückgebildeten Tumor.

Das ist in der Tat bemerkenswert. Ich habe mich damit beschäftigt, auch weil ein naher Verwandter einen Hirntumor hat. Ein Glioblastom ist das Aggressivste, was das Gehirn sich selbst antun kann. Die Zellen vermehren sich sehr rasch und diffundieren an verschiedenste Stellen, in der herkömmlichen Medizin sind Überlebenszeiten von zwei bis drei Jahren ab der Diagnose schon ein Erfolg, fünf Jahre gelten als Sensation. Mit dendritischer Zelltherapie, jener besonderen Vermehrung und »Dressur« der körpereigenen Informationszellen gegen den speziellen Tumor, ist es gelungen, einige wenige Menschen in Europa schon länger als fünf Jahre am Leben zu lassen. Diese Therapie, das Immunsystem gezielt anzukurbeln, gilt vielen als zukunftsträchtig.

Nun sitzt eine Frau vor mir, die schon länger als sieben Jahre mit der Diagnose lebt, zeigt mir ihre Befunde und erzählt ruhig: »Ich musste und muss die Kräfte in meinem eigenen Körper mobilisieren, damit er heilen kann. Viele kleine Puzzleteile haben dazu beigetragen, dass dieses Wunder geschehen ist, dass ich noch lebe.«

Frau Schuhl und Herr Bittscheid waren für Preisner entscheidend, meint sie: »Teresa und Wolfgang waren eine ganz ausschlaggebende Station auf meinem Heilungsweg. Was da genau passiert, lässt sich schwer beschreiben. Auf irgendeine Art und Weise sind durch ihre energetische Behandlung Zellen beeinflusst und meine Selbstheilungskräfte dadurch unterstützt worden. Ich versuche jeden Tag, Freude am Leben zu finden. Wie es letztendlich ausgeht, ist unklar.«

Teresa Schuhl will sich selbst nicht als Heilerin sehen, »weil eben nicht ich heile. Die Heilung kommt zustande, weil eine Verbindung wiederhergestellt wird und eine Kraft fließt. Der

Mensch heilt sich selbst. Aber oft hat er einfach den Weg zu dieser inneren Kraft verloren, und es ist die Aufgabe des Heilers, diese Verbindung wiederherzustellen. Den Menschen wieder langsam, ganz langsam in die Mitte zurückzubringen. Wir haben einen Brunnen in uns. Das ist ein Brunnen voller Kraft. Und diese Kraft, die muss ich anzapfen. Ich muss den Weg zu diesem Brunnen finden, um selbst heil zu werden.«

Teresa Schuhl schlägt vor, mich zu behandeln, und ich stimme zu. Sphärische Musik erklingt, als ich mich auf die Massageliege lege. Nach wenigen Minuten betritt sie den Raum und nähert sich mit ihren Händen meinem Körper. Da ist sie wieder, die Wärme, und ich fühle, wie in meinem Kopf ein helles Licht entsteht und sich das, was ich mein Bewusstsein nennen würde, ganz klein macht.

Schuhl beginnt ruhig und melodisch zu sprechen: »So öffnest du die Tore deines Tempels, damit dein Herz ein Licht erfassen kann. Dein Innerstes erstrahlt in tausend Farben, und deine Sinne nehmen höchste Klänge wahr. Die Rüstung der Vergangenheit, die einst zum Schutz dir diente, sie wandelt sich zum goldenen Königskleid. Erhebe die Seele in dir, das Königskind in dir, das geht zurück. Du warst von Anfang an der Tempel seiner Liebe, die Weisheit ist von Anfang an dein heiliger Besitz.«

Ich habe die Worte aufgenommen. Auf der Liege habe ich sie als ungemein weich und wohltuend empfunden. Wenn ich sie jetzt lese, registriere ich antiquiert anmutende Metaphern, sonst nichts.

Das schwebend-wohlige Gefühl in mir bleibt noch einen halben Tag nach dem Abschied vom Duo Schuhl-Bittscheid bestehen. Was sind diese besonderen Energien, von denen die Heiler sprechen und auch ihre Patienten? Unsere Physik kennt solche Energien nicht.

Bettina Reiter, die Ärztin und Psychotherapeutin, die ich während der persönlichen Auseinandersetzung mit meinem Krebs öfter getroffen habe, hat meine skeptische Haltung geteilt. Sie hat als Ärztin in einer Organisation gearbeitet, die komplementärmedizinische Verfahren untersucht. »Da hab ich halt viele Leute kennengelernt, die Energetiker sind und die behaupten, mit ihren Energien andere Menschen beeinflussen zu können. Allein die Idee kommt mir schon komisch vor«, erzählt sie.

Aber angesichts der traurigen Prognose, welche die Ärzte ihr nun gaben, hat sie sich doch auch selbst an eine Heilerin gewandt. Und es hat sich offenbar rasch eine heilsame Beziehung entwickelt: »Sie hat mir gesagt, sie hat eine Gabe, eine Fähigkeit, meinen Körper sozusagen von innen zu lesen, und in den vielen Gesprächen hatte ich den Eindruck, dass das nicht falsch ist.«

Energien übertragen und den Körper des anderen von innen lesen. Was hat die konventionelle Wissenschaft bislang über Geistheiler herausgefunden?

Nicht viel. Edzard Ernst hatte den ersten Lehrstuhl zur Untersuchung der alternativen Heilmethoden in Europa im englischen Exeter inne. Er ist allen komplementärmedizinischen Verfahren gegenüber sehr skeptisch eingestellt, aber er ist neugierig und offen, ein passionierter Wissenschaftler, der nicht glaubt, die Wahrheit von heute müsse auch die von übermorgen sein. Lediglich gegenüber der Homöopathie nahm Ernst bald eine gegnerische Haltung ein, die manchmal Besonnenheit vermissen lässt.[32] Nachdem er Prinz Charles als »Quacksalber« bezeichnet hatte, weil dieser mit seiner Homöopathie-Firma Tropfen auf Artischockenbasis zur Entgiftung des Körpers auf den Markt gebracht hatte, kam es zum Eklat, und er wurde frühzeitig pensioniert.[33]

Ernst konzipierte die erste Studie über die Wirksamkeit von Geistheilern, die im Englischen die wohl treffendere Bezeichnung »Mental Healers« haben. Ich habe vor Jahren mit Edzard Ernst ein Buch über Komplementärmedizin[34] geschrieben und besuchte ihn nun in seinem wunderschönen Anwesen an der Südostküste Englands. »Ich hatte ursprünglich verkündet, dass ich nur die Bereiche erforschen würde, die in England wichtig sind, und dann kamen sehr bald die Geistheiler und haben gesagt: ›Wir sind das stärkste Kontingent von alternativen Heilern‹, und tatsächlich, es gab damals 14.000 registrierte Geistheiler in England«, erzählt er, während wir den gepflegten Kiesweg zur Villa im britischen Kolonialstil gehen.[35] Also machten sich die Forscher in Exeter gemeinsam mit den am Versuch interessierten Geistheilern an die Entwicklung eines Studiendesigns.

Es mussten Vergleichsgruppen erdacht werden. Professor Ernst ließ schließlich Schauspieler von den Geistheilern schulen, sodass sie die Bewegungen der Heilungsrituale genau nachmachen konnten.

»Wir haben uns dann entschlossen, die Studie vierarmig zu machen, das heißt, wir haben 120 Patienten aus der Schmerzklinik übernommen und haben die per Zufall in vier Gruppen eingeteilt.« Die erste Gruppe wurde von den fünf Geistheilern behandelt, die zweite Gruppe von den fünf Schauspielern, die dritte Gruppe wurde von Geistheilern behandelt, die hinter einer Einwegglasscheibe saßen und die von den Patients deshalb gar nicht gesehen werden konnten. Bei der vierten Gruppe war die Kammer mit der Einwegscheibe leer, aber es wurde ein Tonband abgespielt, das die Präsenz eines Geistheilers mit Atmungsgeräuschen, Stuhlrücken und ähnlichen Geräuschen plausibel machen sollte.

Schon nach einigen Wochen zeigten sich markante Veränderungen. »Gelegentlich kam es dann dazu, dass ich jemanden auf der Treppe traf und den angeschaut und gesagt habe: ›Habe ich Sie nicht vor zwei Wochen im Rollstuhl hier runtergetragen?‹, und da sagt der Patient zu mir: ›Jaja, ich bin seit fünf Jahren nicht aus dem Rollstuhl rausgekommen, und inzwischen geht es mir so gut, dass ich zu Fuß gehen kann, sogar die Treppe.‹ Und ich hab gedacht, irgendetwas ganz Wunderbares passiert in unserem Labor«, erinnert sich Professor Ernst.

Nach einem Jahr Behandlung in den vier Gruppen wurde Bilanz gezogen.

Die Ergebnisse zeigen sehr eindeutig, dass in allen Gruppen eine signifikante und klinisch relevante Schmerzreduktion vorhanden war, dass aber zwischen den Gruppen kein Unterschied bestand. »Die leere Kammer war sogar marginal besser als die Kammer mit dem Geistheiler«, so Ernst. »Für mich war das die beeindruckendste Studie, an der ich je mitgearbeitet habe, beeindruckend in dem Sinne, dass eben Placeboeffekte, oder wie immer Sie das nennen wollen, so deutlich sein können. Insbesondere bei einigen Patients so deutlich, dass man wirklich sagen kann, die haben ihren Rollstuhl aufgegeben.«

Bedeutet das nun, dass Geistheiler nicht wirksam sind? Oder bedeutet das einfach nur, dass die Kraft der Überzeugung enorm wirksam ist und eben nur diese fünf Geistheiler in England nicht wirksamer waren als der Glaube an Heilung, das Vertrauen auf Heilung?

Auch Edzard Ernsts Antwort ist mehrdeutig: »Für mich besteht die Medizin nicht nur aus Wissenschaft, sondern auch aus Heilkunst. Erst beides zusammen ist gute Medizin. Leider fehlt bei konventionellen Ärzten oft die Kunst.«

Das Gehirn:
Dirigent und Apotheker

Das Gehirn ist der selbstständige, eigenwillige Apotheker des Körpers. Es reguliert die Körperfunktionen und das Immunsystem. Auf seine Signale hin werden Muskeln aktiviert, Hormone ausgeschüttet, Milliarden Zellen in jeweils andere, der neuen Lage besser entsprechende Zustände versetzt.

Und die Kommunikation geht in beide Richtungen: Auch die einzelnen Organe melden über Nervenverbindungen ständig ihren Zustand ans Gehirn.

Bis vor etwa einem Dutzend Jahren war die herrschende Auffassung über das Gehirn vereinfacht gesagt diese: Es ist bei Geburt vorhanden, verschaltet sich während der Kindheit – und mit diesem Rüstzeug müssen wir dann ein Leben lang weitermachen. Nun wissen wir dank der modernen Hirnforschung, dass sich ein Leben lang neue Verbindungen zwischen den Nervenzellen und damit auch neue Muster bilden lassen, wie wir zum Beispiel mit einem Problem umgehen. Bei einem Taxifahrer, der jahrzehntelang in einer Großstadt herumfährt, ist der Hippocampus größer – jener Teil des Gehirns, den wir für die räumliche Vorstellung brauchen. Und bei Jugendlichen der SMS-Generation ist jene Hirnregion, die unter anderem die

Daumen bewegt, deutlich stärker entwickelt, sogar doppelt so groß wie noch vor 20 Jahren.

Das Gehirn wird auch nicht einfach von den Genen programmiert, wie uns viele Jahrzehnte lang erzählt wurde. Nein, das Gehirn wird primär von Erfahrungen programmiert, ebenso wie die Gene durch Erfahrung aktiviert, ausgeschaltet oder verändert werden. Neue Erfahrungen, die ein Mensch im Laufe seines Lebens macht – dafür haben die Molekularbiologen inzwischen zahlreiche Belege zusammengetragen –, wirken bis auf die Ebene der Gene. Erlebnisse, Erfahrungen, Lernprozesse führen dazu, dass etwa Nervenzellen damit beginnen, neue Gensequenzen abzuschreiben und andere stillzulegen. Das kann positive Folgen haben, wenn die Lerneffekte neue, bessere Lösungsmuster erbringen. Aber das kann auch negative Folgen haben, wenn Erlebnisse zu einer Art Fehlschaltung der Gene führen.

Der Neurobiologe und Psychiater Joachim Bauer hat sich umfassend damit beschäftigt, wie chronische Schmerzen ohne körperlichen Befund zustande kommen. Seine Kollegen Herta Flor und Niels Birbaumer konnten nachweisen, dass bei Menschen, die Höllenqualen durchstehen, ohne dass es dafür eine körperliche Erklärung gibt, schon bei gezielt gesetzten Reizen unterhalb der Schmerzschwelle in den zur Schmerzwahrnehmung gehörenden Nervenzellen Gene aktiviert werden, die sonst nur bei »echtem« Schmerz aktiv sind.[36] Bauer und Kollegen konnten auch zeigen, dass es meist eigene Gewalterfahrungen waren, die bei den Patienten diese Art »gelernten Schmerz« produzieren. Und sie konnten belegen, dass dieser Prozess umkehrbar ist – mit einer Psychotherapie besteht die Möglichkeit, diesen scheinbar genetisch fixierten Mechanismus der Schmerz-empfindung wieder umzudrehen, wenngleich dies auch ein langer Prozess ist.

Unser Gehirn bleibt also bis ans Lebensende plastisch. Auch wenn keine neuen Nervenzellen mehr nachwachsen, können bislang inaktive durch neue Verschaltungen zusätzliche Lösungs-kompetenz schaffen. Die Denkorgane erwachsener Menschen lassen sich viel stärker modellieren, als man es bisher für mög-lich hielt. »Die Natur«, schreibt der kanadische Neurologe Nor-man Doidge in seinem Buch zum Thema, »hat uns eine Gehirn-struktur mitgegeben, die in einer sich verändernden Umwelt überlebt, weil sie sich selbst verändert.«[37]

Mich fasziniert, wie fundamental sich das Verständnis von unserem Gehirn seither noch vertieft hat – wenn auch das ge-nauere Wissen klargemacht hat, dass selbst dieses fantastische, komplexe Wunderwerk nicht in der Lage sein wird, sich selbst, also das Gehirn, zu verstehen.

Über Jahrzehnte hat die naturwissenschaftliche Forschung versucht, die Baupläne für unser Leben auf der Ebene der Zel-len und ihrer Bestandteile zu finden und damit auch die Funk-tionen des Gehirns zu erklären. Der Anspruch, der seit James Watsons erstmaliger Entschlüsselung der Erbstruktur im Raum stand[38], hätte gigantischer nicht sein können und wäre auch die ultimative Lösung für die Reparatur-Medizin geworden: Mit der Entschlüsselung des menschlichen Genoms, so die voll-mundigen Ankündigungen Anfang der 1990er-Jahre, sei es nur noch ein kleiner Schritt zur Identifizierung der krank machen-den Gene und in der Folge zu einer adäquaten, kausalen Thera-pie dieser Bausteine des Lebens.

Mittlerweile herrscht Ernüchterung unter den Genforschern. Das Genom ist längst entschlüsselt, aber die konventionelle Medizin versteht immer noch einen Großteil der Erkrankungen nicht. »Die von außen kommenden Signale, welche in einer bestimmte Körperzelle Gene an- oder abschalten, kommen zu einem großen Teil aus den anderen Regionen des eigenen Körpers«, fasste Neurobiologe Joachim Bauer schon vor zehn Jahren den Forschungsstand zusammen.[39] Die moderne Neurowissenschaft hat Antworten darauf, warum das so ist: Gene steuern meist nicht einfach vorprogrammiert die Zellen wie nach einem gigantischen Bauplan, der praktisch unverrückbar die Geschicke unseres Lebens und die Gesundheit steuert – das tun nur einige wenige. Die meisten Gene werden von einer Art Schalter ein- oder ausgeschaltet. Über Signalstoffe wird ihnen mitgeteilt, ob sie nun ihrer Bestimmung nachkommen sollen oder nicht.

Auch im Gehirn gleichen, vereinfacht gesagt, Gene eher Klaviertasten, welche die Nervenzellen für das Zustandekommen ihrer Musik des Lebens benutzen, sie werden gezielt aktiviert oder eben nicht einmal berührt, je nachdem. Die Musik handelt immer vom gleichen Thema: Gleichgewicht und Balance.

Nun können einzelne Tasten des Klaviers verstimmt sein oder gar defekt. Das beeinträchtigt den Wohlklang und zwingt gelegentlich dazu, auf eine andere Oktave umzusteigen oder eine neue Melodie zu komponieren, die ohne diese Tasten auskommt, aber ebenso animierend und harmonisch ist. Schließlich kann auch der Klavierstimmer helfen, den alten Zustand wiederherzustellen.

Aber nur ganz selten geht das Klavier kaputt und lässt keine harmonischen Melodien mehr zu, nur weil einzelne Tasten kaputtgegangen sind.

Henry Markram, ein aus Südafrika stammender israelischer Forscher, hat mir Einblick in die Dimensionen des Wissens über die Zellen gegeben, die unser Sein und unser Bewusstsein gestalten. Sein »Blue Brain Project« an der Technischen Hochschule in Lausanne ist wohl eines der zurzeit ehrgeizigsten Projekte der Wissenschaft: Markram hat es sich zum Ziel gesetzt, das menschliche Hirn in gigantischen Großrechnern exakt in allen Funktionalitäten nachzubauen. Markram ist kein Fantast. Aber seine Ansätze haben unter den Neurowissenschaftlern für Aufregung und Widerstand gesorgt. Er habe viel zu wenig seiner Ergebnisse publiziert, »ein unveröffentlichtes wissenschaftliches Ergebnis ohne unabhängige Bewertung ist wie ein Auto ohne Räder«, polemisierte ausgerechnet sein ehemaliger Lehrmeister Rodney Douglas.[40]

Markram stellte sich der Kritik und ließ seine Arbeit von zahlreichen Gutachtern inspizieren. Doch statt dem wohl erwarteten vernichtenden Urteil empfahlen diese Gutachter schließlich, das Projekt massiv auszubauen. Und die Europäische Kommission hat daraufhin das bislang größte Forschungsprojekt Europas bewilligt, um die »Wissenschaft über die Fiktion hinauszukatapultieren«. Markram hat von der EU ein Zehnjahresprogramm mit einer Milliarde Euro zugesagt bekommen, um auf einer Anhöhe über dem Genfer See mit Blick auf das Mont-Blanc-Massiv seine Arbeit voranzutreiben. Er will verstehen, wie das Gehirn tatsächlich funktioniert. Die kleine, relativ junge Hochschule von Lausanne hat ihm die

Startbasis dafür geboten. Inzwischen arbeiten knapp 300 Wissenschaftler aus 24 Ländern mit am »Human Brain Project«, das auf seinen Erkenntnissen aufbaut.

Markram kennt freilich die derzeitigen Begrenzungen seiner Arbeit: »Moderne Computer sind noch nicht in der Lage, ein Modell des menschlichen Gehirns nachzubilden. So ein Computer müsste 20.000-mal leistungsfähiger sein als die Computer, die wir verwenden«, erzählt er mir bei meinem Ausflug in die fantastische Welt der Neuro-Ingenieure für einen Dokumentarfilm.[41] »Die Verbindungen im Gehirn sind etwa eine Million Kilometer lang, betrieben mit nur 60 Watt. Ein Computer würde dafür Dutzende Gigawatt benötigen. Und das Gehirn macht das mit 60 Watt – eine Million Kilometer, 1000 Billionen Synapsen, 100 Milliarden Neuronen, betrieben mit der Energie nur einer Glühbirne.«

Markram arbeitet nicht wie seine Kollegen in der Boombranche der »Computational Neuroscience« mit Vereinfachungen und Hypothesen. Er will dem virtuellen Gehirn keine einzige Annahme zugrunde legen, keine Vereinfachungen und keine Hypothesen. Er will die Neuronen exakt nachbauen und dann selbstständig arbeiten lassen, wie es auch im Gehirn tatsächlich geschieht.

Dafür analysiert Markrams Mitarbeiterstab, knapp 50 Personen, Schicht für Schicht die Nervenzellen aus einem Rattengehirn. In einer speziellen Apparatur können sie die elektrischen Potenziale von zwölf Nervenzellen gleichzeitig messen. Andere Mitarbeiter fixieren Neuronen auf einem daumenbreiten Glasträger und färben sie ein. Mit einem 3D-Mikroskop übertragen sie die Gestalt jeder einzelnen Zelle in den Computer. Jeder noch so winzige Zellfortsatz wird erfasst, jeder Ionenkanal exakt übernommen. »Diese Daten entsprechen einer Signatur der Zelle, in Formeln übertragen«, erklärt Markram. Aus den einzelnen Neuronen-Nachbauten soll dann eine Art neuromorpher Computer entstehen, der funktioniert wie das Nervensystem des Menschen: Das Gehirn braucht keine Software. Es gibt keine vorher entwickelten Algorithmen, die alle Situationen beschreiben, in die das Gehirn kommen kann. Das Gehirn lernt selbstständig aus den Daten, die wir Erfahrung nennen.

Die Analyse der ersten Nervenzelle hat noch drei Jahre gedauert, jetzt geht es wesentlich rascher. Dann programmieren sie diese exakt bestimmten Eigenschaften jeder einzelnen Zelle im Rechner so, dass sich die virtuellen Zellen im Kunsthirn verhalten, wie ihre natürlichen Schwestern es im Gehirn tun: Sie vernetzen sich selbstständig und beginnen zu kooperieren.

Bei meinem ersten Besuch in Lausanne war es gerade einmal eine kortikale Säule mit 10.000 Nervenzellen, jetzt sind es bereits 36, und dementsprechend eine halbe Million Neuronen und eine Billion Synapsen, die in Lausanne im ersten dem menschlichen Hirn tatsächlich nachempfundenen Kunsthirn der Welt miteinander arbeiten. Unsere Großhirnrinde, in der die Hirnforscher die Basis unseres Bewusstseins orten, hat etwa 2,5 Millionen solcher baumartig verzweigten Säulen, jede hat einen Radius von einem halben und eine Länge von zwei Millimetern.

Markram und sein Team verwenden die Technik des »Reverse Engeneering« – sie bauen eine Struktur exakt nach und analysieren dann, was diese Struktur tut und wie sie funktioniert. Er will so die Gesetzmäßigkeiten erkennen, die alle Teile des Gehirns aufweisen, und über das Verständnis der neokortikalen Säulen zur »Quelle des Bewusstseins« gelangen.

»Der Ansatz der letzten 15 Jahre war ein sehr reduktionistischer Denkansatz«, beurteilt Markram seine Kollegen, die immer noch in der Mehrheit an Zellen, Genen und Molekülen forschen und daraus allgemeine Regeln des Lebens ableiten wollen. Die konventionelle Hirnforschung ist bislang in der Lage, die Aktivität von gerade einmal 200 Neuronen gleichzeitig zu verfolgen. Markram hat schon bei seinen ersten Neuronen festgestellt, dass das in den letzten Jahrzehnten vorherrschende Bild in der Medizin-Wissenschaft falsch war: »Jedes einzelne Neuron ist einzigartig«, sagt er, »jedes einzelne Neuron in meinem Gehirn unterscheidet sich von allen Neuronen jedes anderen Lebewesens auf der Welt. Es ist wie im Wald, wo kein Baum dem anderen völlig gleicht.«

Und dazu kommt eine weitere Gruppe von Zellen. Bis vor kurzem waren die Forscher davon überzeugt, Denken, Fühlen und Bewusstsein seien ausschließlich auf die Aktivität der Neuronennetzwerke zurückzuführen. Jetzt erkennen sie auch die Bedeutung der Gliazellen für alle geistigen Funktionen. Diese Zellen, die im menschlichen Gehirn neunmal so häufig wie Nervenzellen vorkommen, wurden bisher als Versorger betrachtet: Sie führen den Neuronen beispielsweise Nährstoffe aus dem Blut zu und sind auch der Sitz des Immunsystems im Gehirn. Nun haben Hirnforscher herausgefunden, dass die Gliazellen sowohl mit den Neuronen als auch untereinander kommunizieren.

Aber wie kommt das Wunderwerk Hirn überhaupt zustande? Wer schuf den Bauplan, und wer überwacht den Ausbau? Zunächst spielen tatsächlich die Gene eine Rolle. Denn diese steuern die Entwicklung des Gehirns, die wie von allein passiert. Die Milliarden Nervenzellen wachsen wie von einer unsichtbaren Hand gesteuert, die so entstandenen Neuronen- und Neuronengruppen wandern dann entlang für uns unsichtbarer Straßen zum Ort ihrer Bestimmung. Dann beginnt sich alles zu vernetzen – von und zu den Sinnesorganen, von und zu den anderen Regionen des Gehirns. Wie sie das tun, ist dann wohl eher eine Frage der Lebensumstände und der Art ihrer Nutzung als eines Bauplans. Denn der sorgt dafür, dass es am Beginn des menschlichen Lebens weit mehr Neuronen gibt als tatsächlich Verwendung finden.

Markram, ein eher kühl wirkender Forschungsmanager, bekommt einen fast zärtlich wirkenden Gesichtsausdruck, wenn er davon spricht, was »seine« Neuronen in Analogie zum menschlichen Hirn tun: »Die größte Herausforderung des Gehirns ist, dass jedes Neuron etwas über jedes andere Neuron lernen muss. Für sie ist es entscheidend, voneinander zu lernen und Wege zu finden, wie sie zusammenarbeiten. Das ist ein Lernprozess, bei dem das gesamte System beginnt, sich selbst zu verstehen.«

Einiges wissen wir darüber ja schon: Der Informationsaustausch geschieht elektrisch und chemisch über die »Synapsen« genannten Verbindungsteile zwischen den Nervenzellen, und zwar in einem fast unvorstellbaren Ausmaß: In einem einzigen menschlichen Hirn gibt es so viele Synapsen, wie der gesamte Amazonas-Regenwald Blätter hat.

Die Lernprozesse dieser Billionen Nervenzellen bringen schließlich unser Bewusstsein hervor, und sie lernen immer weiter. Wie das geschieht, ist allerdings immer noch rätselhaft.

Die synaptischen Verschaltungen der Neuronen sind bei unserer Geburt nur in jenen Teilen des Gehirns praktisch abgeschlossen, die schon von den ersten Lebensstunden an funktionieren müssen: die Regulation von Atmung, Kreislauf und anderen Körperfunktionen, angeborene Reflexe und innere frühe Reaktionsmuster zur Lebensbewältigung. Diese in den entwicklungsgeschichtlich »älteren« Hirnregionen entwickelten Netzwerke und Verbindungen im Hirnstamm, Thalamus und Hypothalamus bilden die Grundlage für alle sich später entwickelnden Hirnregionen.

Für die entwicklungsgeschichtlich »jüngeren« Regionen hält das Gehirn allerdings weiter einen enormen Überfluss an Nervenzellen bereit, auch wenn diese noch nicht vernetzt sind und die Musik des Lebens schon mitgestalten. Sie werden erst aktiviert und mit Synapsen vernetzt, wenn dies benötigt wird. Diese deshalb praktisch ein Leben lang »lernfähigen« Systeme benennt Hirnforscher Gerald Hüther so: Es sind Regelsysteme zur Aufrechterhaltung der inneren Ordnung angesichts äußerer Veränderungen, wie etwa das autonome und zentrale Nervensystem, das endokrine und kardiovaskuläre System sowie das Immunsystem.

Inzwischen ist nachgewiesen, dass diese Systeme zwar in der Grundfunktion sehr früh angelegt werden, dass aber bis ins hohe Alter auch neue Synapsen gebildet werden. Das bedeutet, dass das Hirn – also wir – eigentlich immer in der Lage sind, Strukturen zu erkennen und zu verändern, die uns krank gemacht haben: Frühe Traumata können bearbeitet und in ihrer Wirkung abgeschwächt werden, nicht sinnvolle Strategien zur Stressbewältigung können modifiziert, der Lebensstil geändert werden.

Die Beschreibungen der Hirnforscher Hüther und Markram darüber, was dies auf der Ebene der Neuronen bedeutet, sind sehr ähnlich: Jede einzelne Nervenzelle muss für alle Veränderungen, die ihr inneres Gleichgewicht bedrohen, eine Lösung finden. Wenn sie die eingetretene Störung nicht beseitigen kann, stirbt sie. Die beste Lösung, die sie finden kann, besteht darin, die Störung zumindest teilweise an andere Nervenzellen weiterzuleiten. Die breitet sich dann als Impuls aus und erreicht am Ende dieser Reaktionskette entweder eine Muskelzelle, die sich zusammenzieht, oder eine Drüsenzelle, die ein Hormon abgibt, oder irgendeine andere Zelle, die etwas macht, was dazu beiträgt, die am Anfang der Kette aufgetretene Störung zu beseitigen.

Weil die Nervenzellen lernen, greifen sie zunächst auf Lösungen zurück, die schon einmal erfolgreich waren. Das kann hilfreich sein, aber problematisch. Denn wenn eine frühere Reaktion nicht sinnvoll oder der Anlass für sie ganz und gar belastend war, können sich negative Muster aufschaukeln: Aus kurzfristigen Blutdruckschwankungen kann mehr werden, aus einer Angstreaktion eine Neurose, aus einem Schmerz ein Dauerzustand. Immer inszeniert die »Erinnerung« an die damaligen Reaktionen darauf zunächst einmal die Muster, nach denen auf die Belastung geantwortet wird.

Doch diese Reaktionsformen laufen nicht wie automatisch ab, sondern werden wiederum laufend überprüft, beschreibt Gerald Hüther den Stand des Wissens. Denn im Gewirr der Reaktionen lässt sich bei genauerem Hinsehen ein Grundmuster erkennen und in dessen Struktur eine Richtung: Mit jeder Aktivität, aber vor allem mit jeder Lösung eines Problems, entstehen oder vertiefen sich Verbindungen, welche wieder neue Lösungen bringen und den ersehnten Zustand wieder herstellen, nach dem unser Gehirn und unser Körper stets verlangen: Gleichgewicht, Harmonie, Kohärenz, eine Balance zwischen Ersehntem und Erreichtem.[42]

Dieser Drang aller Zellen, den auch Henry Markram an seinen Kunst-Neuronen beobachten kann, bleibt auch bestehen, wenn die Balance durch eine schwere Erkrankung gestört ist oder wenn die alten Muster, die als Reaktionsweisen eingraviert sind, zunächst nicht verändert werden können und sich letztlich als zerstörerisch herausstellen. Das kann von guten Therapeuten genutzt werden, indem sie Blockaden körperlicher oder seelischer Art auflösen, die durch falsch »erinnerte« Strukturen entstanden sind und die Arbeit der Neuronen behindern.

So können Ärzte, Psychotherapeuten und »Heiler« aller Art tatsächlich heilen.

Ich habe selbst in meiner onkologischen Psychotherapie erlebt, wie sich die Kraft des Bestrebens der Hirnzellen nach neuer Harmonie auswirken kann. Nach einer gewissen Zeit, als sich ein gutes Vertrauensverhältnis zu meiner Therapeutin entwickelt hatte, reichte oft eine tiefe Entspannung am Beginn der Stunde, um wie in Trance auf eine innere Reise zu gehen. Ich hatte nicht das Gefühl, selbst aktiv zu suchen. Meist ließ ich nur geschehen, dass etwas in mir wie von selbst zu Punkten und Ereignissen meiner persönlichen Geschichte führte, deren Bedeutung ich oft erst erkannte, als ich wieder aus der Trance zurückkehrte. Nach und nach wurden so tiefe Verletzungen, zum Teil aus früher Kindheit, zum Teil sogar im Mutterleib, nachempfindbar und müssen damit – zumindest empfinde ich das so – nicht mehr als Belastung in mir fortbestehen.

Ich habe in den vergangenen drei Jahrzehnten einige Dutzend Menschen kennengelernt, die wieder ganz gesund wurden, obwohl sie an einer schweren Krankheit mit ungünstiger Prognose gelitten hatten. Es sind nach Bildung, Neigung und Weltsicht sehr verschiedene Menschen. Aber sie selbst und auch ihre Therapeuten erzählten mir immer eine ähnliche Geschichte auf dem Weg zur letztlich unerklärlichen Heilung, und meine Beobachtung bestätigte das: Sie kamen durch die Erkrankung zu einem inneren Wendepunkt, sie überwanden die destruktive Angst und fanden eine neue, starke innere Balance.

Erwartung heilt
oder kränkt

D ie amerikanische Psychologin Ann Futterman hat schon vor 20 Jahren Schauspieler Gefühle improvisieren lassen und danach die Aktivität der Abwehrzellen im Immunsystem gemessen.

Das Ergebnis war eindeutig: Wenn die Schauspieler sich freuten, wurden die Abwehrzellen des Immunsystems deutlich aktiver. Nach traurigen Szenen verringerte sich dagegen die Aktivität der Abwehrzellen, das Immunsystem war geschwächt.[43]

Wenn Stimmungen das Immunsystem beeinflussen, müsste eigentlich die Zuversicht in Heilung die Heilung begünstigen. Und es zeigt sich deutlich: Schon der Glaube an die Wirkung einer Therapie ist tatsächlich wirksam.

Studien beweisen diesen »Placebo-Effekt« auf vielfältige Weise. Etwa an Patienten mit Knie-Arthrose. Arthrose beeinflusst die Knorpel und schmerzt, deshalb gilt das Entfernen der Gewebe- und Knorpelteilchen als wirksame Therapie. Bei einer Studie in Houston, Texas, wurde nur die Hälfte der Patienten tatsächlich operiert, die andere Hälfte erhielt nur oberflächliche Schnitte auf der Haut. Schließlich wurden die kleinen Wunden bei beiden Gruppen vernäht.

Nach zwei Jahren waren in beiden Gruppen 90 Prozent mit den Ergebnissen der Operation zufrieden. Mehr noch: Die Schein-Operierten hatten sogar etwas weniger Schmerzen als die echt Operierten.[44]

Die Überzeugung, dass einem geholfen wird, hilft also tatsächlich.

Aber was bedeutet diese messbare Reaktion auf den Glauben, dass eine Therapie hilft? Bilden sich die Betroffenen einfach ein, dass ihre Schmerzen geringer sind – und führt dieser Bewusstseinsakt dann zur Verbesserung?

Die Hirnforschung hat uns gezeigt, dass das Nervengeflecht, also die Materie, in unserem Kopf Gedanken hervorbringt und daraus Bewusstsein entsteht – auch die Entschlossenheit, der Wille zur Überwindung einer Krankheit.

Es entsteht also aus Materie Geist. Kann es sein, dass es auch umgekehrt geht – dass aus Geist, der Hoffnung, dem Glauben an Heilung, auch wieder Materie wird?

Lange hat man angenommen, dass unser Kopf Organe nur durch tief liegende, dem Bewusstsein nicht zugängliche Bereiche des Gehirns steuert. Das stimmt aber so nicht. Auch bewusstseinsnahe Hirnregionen – also auch Wünsche und Hoffnungen – wirken auf Organe.

Wirkstoffe zielen auf ein Organ, Placebos wirken auf den Kopf und dieser dann in der Folge wiederum auf das Organ. Das Hirn ist damit die körpereigene Apotheke. Scheinmedikamente wirken besser, wenn das von den Patienten empfundene Leid stärker ist, wenn die Schmerzen chronisch sind und wenn das Placebo möglichst spektakulär verabreicht wird. Werden die Pillen von der Krankenschwester routinemäßig auf das

Nachtkästchen gelegt, sind sie weniger potent, als wenn sie der Chefarzt höchstpersönlich überreicht. Zwei Tabletten wirken besser als eine einzelne Pille, rote Tabletten besser als weiße. Sehr kleine und sehr große wirken generell besser als mittelgroße Pillen. Rote und gelbe sind gut gegen Depression. Weiße Pillen sind gut gegen Schmerz, Allergie und Asthma, vier Pillen pro Tag wirken besser als eine Pille pro Tag. Kapseln sind besser als Pillen bei Migräne, Schwindel und Infektionen. Eine Injektionsspritze wirkt um 45 Prozent stärker als eine Pille.[45]

Durch die Vielzahl der Beobachtungen wird klar: Es ist nicht das Schein-Medikament, das wirkt, sondern die Überzeugung. Bisher schoben Mediziner Erfolge durch den sogenannten Placebo-Effekt auf rein psychologische Faktoren, also Wirkung durch »Einbildung«.

Professor Fabrizio Benedetti hat hier für ein radikales Umdenken auch bei konventionellen Medizinern gesorgt. Der Neurophysiologe hat nachgewiesen, dass der Placebo-Effekt unmittelbar körperliche Veränderungen bewirkt, dass also der Geist wieder zur Materie wird. Ich habe Fabrizio Benedetti in Turin besucht, und er hat mir erzählt, wie er 2004 die Denkwelt der Medizin durcheinanderbrachte oder, besser gesagt: wie er der Denkwelt eine neue, bessere Ordnung gab.[46] »Wir haben Routine gehabt mit Placebo-Studien bei Schmerzen und auch mit Parkinson-Medikamenten«, erzählt der Neurologe in seinem für Italiener bemerkenswert akzentfreien Englisch. Schließlich habe sich herausgestellt, dass schon die Wirksamkeit der üblichen Parkinson-Medikamente sich stark steigern ließ, wenn die Patienten zusätzlich zur Injektion die Information erhielten, dass sie nun eine wirksame Therapie bekamen.

Das motivierte Benedetti, eine komplexe Versuchsanordnung zu ersinnen, um abzuklären, ob die Überzeugung tatsächlich die Funktionsweise der Neuronen ändert.

Parkinson gilt als nicht heilbare Erkrankung der Nervenzellen in einer Hirnregion. In schweren Fällen können winzige Elektroden eingepflanzt werden, welche die falschen Impulse und damit die Bewegungsstörungen bremsen. Die Elektroden müssen so platziert werden, dass ihre Reizung die Parkinson-Symptome mildert, andere körperliche Funktionen aber nicht beeinträchtigt. »Stimulation mit Schrittmachern im Hirn ist sehr wirkungsvoll«, erzählt Benedetti, »die werden über eine Sonde eingebracht. Man muss den Subthalamus finden, der ist klein wie eine Erdnuss.« Gleichzeitig konnten die Forscher mit einer ganz feinen Sonde auch die Aktivität einzelner Neuronen in dieser Hirnregion messen.

Dann wurden die Elektroden eingeschaltet und stoppten das Zittern. Benedetti erklärt den ersten Schritt der Versuchsreihe: »Wir haben die Elektroden verdeckt eingeschaltet, also ohne es den Patienten zu sagen, und haben das verglichen mit einer Gruppe, der wir erklärt haben: So, jetzt schalten wir den Schrittmacher ein. Die Erwartung der Patienten hat einen großen Unterschied ausgemacht.« Das angekündigte Einschalten war deutlich effektiver.

Doch dann wurde, im zweiten Teil der Versuchsreihe, einer Gruppe gesagt, dass nun die Elektroden eingeschaltet würden, obwohl die Schrittmacher in Wahrheit überhaupt nicht aktiviert wurden. »Als wir den Patienten nur sagten, dass wir die Schrittmacher einschalten, es aber gar nicht taten, konnten wir dennoch dramatische Änderungen in der Hirnaktivität nachweisen, vor allem im Subthalamus, der für die Motorik zuständig ist. So konnten wir das erste Mal beweisen, dass ein Placebo einen Einfluss auf ein einzelnes Neuron hat.«

Die für die Parkinson-Symptome verantwortlichen Neuronen im »Subthalamus« zeigten tatsächlich eine deutlich geringere Aktivität. Allein die Ankündigung, den Schrittmacher einzuschalten, veränderte die Aktivität der Nervenzellen so, dass bei etwa der Hälfte der Patienten die Bewegungsstörung verschwand. Die Erwartung bringt das Hirn dazu, die gleichen Schritte zu machen, als erfolgte eine wirksame Behandlung, erklärt der Neurophysiologe. »Es sind die Belohnungszentren im Gehirn, die da eine Rolle spielen, die gleichen Zentren, die auch beim Sex aktiv werden.«

Überzeugung, also Geist, verändert Neuronen, also Materie. Ich fragte Benedetti: Kann das Hirn sich selbst heilen? Er zögerte kurz, lächelte und sagte Sätze, die sich tief in mein Bewusstsein eingravierten: »Es ist nicht richtig zu sagen, dass das Hirn sich selbst heilt – weil es dazu soziale Interaktion braucht. Dieser Austausch war in der gesamten Evolution sehr wichtig. Es war ein großer evolutionärer Vorteil, jemanden in der sozialen Gruppe zu haben, dem man vertraut. In frühen Zeiten war das wohl ein Schamane, und heute ist das ein moderner Arzt.«

Es braucht also oft einen »Heiler« – einen Menschen, dem wir tief vertrauen, um einem aus dem Gleichgewicht geratenen menschlichen Organismus wieder die Möglichkeit zu geben, sich neu zu positionieren. Und die Interaktion mit diesem Heiler kann Vertrauen schaffen als Vorbedingung für Zutrauen und die Überzeugung, den Gesundheitszustand positiv beeinflussen zu können. Das klappt sogar bei scheinbar unverrückbaren Defekten, wie es die für Parkinson verantwortlichen Nervenschädigungen sind. Und es hat in der Entwicklungsgeschichte einen entscheidenden Vorteil gebracht, dass wir Menschen über solche verfügen.

Doch diese Heiler können auch enorm viel Unheil anrichten. Denn sie können nicht nur Zuversicht verbreiten, sie können auch das Gegenteil bewirken, Angst machen und damit die Krankheit verschlimmern.

Die Schmerzforscherin Ulrike Bingel von der Universitätsklinik Essen hat in einem Experiment gezeigt, wie massiv der Einfluss der Überzeugung im Positiven wie im Negativen ist. Sie fügte 22 Probanden einen unangenehmen Hitzereiz zu, der einen mittleren bis starken Schmerz auslöste. Die Intensität betrug im Durchschnitt 66 auf einer Skala von 0 bis 100. Während des Versuchs erhielten die Testpersonen mit einer Infusion ein stark wirksames Opiat. Es gab drei unterschiedliche Szenarien für die Art, wie die Therapie verabreicht wurde.

Eine Gruppe von Patienten erhielt das Mittel, ohne dass sie wusste, dass in der Infusion ein Schmerzmittel enthalten war. Bei dieser versteckten Gabe sank die Schmerzintensität nur geringfügig, das Opiat wirkte also kaum.

Einer zweiten Gruppe von Probanden wurde erklärt, dass sie nun ein Schmerzmittel bekommen werde. Bei dieser offenen Gabe war die Arznei doppelt so wirksam – bei gleicher Dosierung. Zum rein pharmakologischen Schmerzmittel fügte das Gehirn eine zweite, ebenso starke Dosis hinzu.

Umgekehrt konnte die Neurologin die Wirkung des Opioids praktisch vollständig zunichtemachen. Das geschah in der dritten Versuchsgruppe: Die Probanden bekamen von den Ärzten zu hören, sie würden nun keine Therapie mehr erhalten und müssten sich leider auf eine Verschlimmerung des Schmerzes gefasst machen. Tatsächlich aber bekamen sie das Opiat heimlich verabreicht. Das Ergebnis: Die Pein der Testpersonen war so stark, als hätten sie gar kein Opioid bekommen. Die negative Erwartung habe »den Einfluss des Medikaments vollständig zerstört«, folgert Bingel.[47]

Mit »Nocebo« bezeichnen Experten die unerwünschten Wirkungen von Placebos. Sie entstehen, wenn die Ärzte bei der Verabreichung einer Behandlung gezielt auf diese Nebenwirkungen hinweisen. Bereits in den 1960er-Jahren beeindruckte ein Nocebo-Experiment die Fachwelt. Ärzte sagten ihren Patienten, sie würden ein neues Brechmittel testen. Tatsächlich erhielten die Versuchspersonen nur Zuckerwasser. Trotzdem mussten sich 80 Prozent der Studienteilnehmer übergeben. Angesichts eines so massiven Nocebo-Effekts ist es fraglich, ob es wirklich heilsam ist, wenn Ärzte ihre Patienten vor den Nebenwirkungen ihrer Medikamente warnen und ihnen erzählen, dass sie höchstwahrscheinlich nicht mehr gesund werden.

Dass der Körper Angst in Schmerz umsetzt, konnte Fabrizio Benedetti naturwissenschaftlich einwandfrei zeigen, diesmal bei frisch operierten Patienten. Die Darmschleimhaut bildet bei Angst den Botenstoff Cholecystokinin (CKK), der im Gehirn eine Schmerzreaktion auslöst. Es spielt dabei keine Rolle, wovor der Betreffende Angst hat. Das können Nebenwirkungen eines Medikaments sein, Strahlen, Injektionen oder – wie in diesem Fall – Schmerzen nach der Operation.

Um dem Nocebo-Effekt und dem Zusammenhang zwischen Angst und Schmerz genauer auf den Grund zu gehen, machte

Benedetti einen Test. Er band 49 Probanden den Unterarm ab und unterbrach damit die Blutzufuhr. Dann gab er den Testpersonen eine Sprungfeder und bat sie, diese mit der Hand so oft zusammenzudrücken, wie sie es aushielten. Muskeln ohne Blutzufuhr reagieren bei Anstrengung stets mit Schmerz. Die Forscher konnten also sicher sein, dass diese Übung ziemlich schmerzhaft wird. Einem Teil der Freiwilligen erzählten sie das im Vorfeld; diese rechneten also damit, dass es wehtun würde, und bauten entsprechend Angst auf. Den anderen sagten sie nichts. Nach dem Grad ihrer Schmerzen befragt, gaben die informierten Probanden nach dem Test viel höhere Schmerzwerte an als die Ahnungslosen.[48]

Wie groß die Macht der Gedanken sein kann, beschreibt auch Yvonne Nestoriuc, Diplom-Psychologin und psychologische Psychotherapeutin an der Uniklinik Hamburg: »In Studien hat sich gezeigt, dass 25 Prozent der Patienten, die Placebos nehmen, auch über Nebenwirkungen klagen, obwohl es gar keine pharmakologische Wirkung gibt. 60 Prozent von ihnen brechen dann die Behandlung ab, weil sie die Nebenwirkungen nicht ertragen.«

Yvonne Nestoriuc hat auch untersucht, wie massiv der Einfluss negativer Erwartungen bei Brustkrebspatientinnen ist, die eine Hormontherapie erhielten. Sie befragte 100 Brustkrebspatientinnen vor Beginn der Therapie und nachdem sie die Hormonpräparate schon einige Monate eingenommen hatten: »Wir konnten dann sehen, dass das, was die Patientinnen eingangs an Erwartungen über die Therapie mitbringen, über sämtliche medizinische Faktoren hinaus – also Krankheitsschwere, Symptomstatus vor der Behandlung – einen wichtigen

Beitrag zum Auftreten von Nebenwirkungen und zur Lebens-qualität leistet.«

Die Brustkrebspatientinnen entwickelten überdurchschnitt-lich häufig ausgerechnet jene Nebenwirkungen, vor denen sie schon vor Beginn der Therapie die meiste Angst hatten. Jene Patientinnen, die Hitzewallungen befürchteten, bekamen sie auch, und diejenigen, die Angst vor einer Osteoporose hatten, litten tatsächlich unter Gelenkschmerzen. Für Yvonne Nesto-riuc war nach diesem Ergebnis klar: Die Patientinnen müssen über das Medikament und die damit verbundenen Nebenwir-kungen gründlicher und vor allem anders aufgeklärt werden: »Das haben wir auch schon in unserer Studie gezeigt, dass sich die Erwartungen beeinflussen lassen, und zwar in dem Fall al-lein schon durch ein einfaches Informationsgespräch. Wir ha-ben uns mit den Patientinnen hingesetzt und noch einmal ge-nau erklärt: Was sind die Nebenwirkungen, die auftreten können, und mit welcher Wahrscheinlichkeit treten die auf. Und haben das in einer verständlichen Weise erklärt, zum Bei-spiel in der Form, dass wir gesagt haben: ›Von 100 Frauen, die das Medikament nehmen, bekommen 35 Schweißausbrüche.‹ Ohne das jetzt in Wahrscheinlichkeiten oder Prozentangaben zu verstecken, und das wurde als sehr positiv von den Patien-tinnen erlebt.«[49]

Durch die Aufklärung der Patientinnen veränderten sich auch deren Erwartungen an die Therapie. Bei jenen Frauen, die mit einer positiven Einstellung an die Einnahme der Hormone herangingen, traten 30 Prozent weniger Nebenwirkungen auf.

Gesunder Stress,
vernünftige Angst

Die Entwicklungsgeschichte hat den Menschen tauglich gemacht, mit Gefahr und Herausforderung durch neue Situationen ganz gut fertigzuwerden. Dabei spielt die Stressreaktion eine wesentliche Rolle. Würde Stress keine körperlichen Auswirkungen haben, hätten es unsere Vorfahren nicht weit geschafft. Alle Reaktionen, die unter diesem Begriff subsumiert werden, bewirken zunächst einmal nichts, was der Gesundheit schaden könnte. Ganz im Gegenteil: In akut bedrohlichen Situationen wird der Kreislauf ebenso aktiviert wie die Atmung, das Schmerzempfinden reduziert, jede Zelle im Körper in den Hochleistungsmodus geschaltet und das Immunsystem vorsorglich auf Trab gebracht.

Stress wird zunächst durch Angst erzeugt. Und Angst haben wir nicht nur, wenn der legendäre Säbelzahntiger aus der menschlichen Frühgeschichte uns jagt. Jeder von uns kennt das Gefühl, das sich einstellt, wenn wir unvermittelt nicht mehr weiterwissen, weil ein schwerwiegendes Ereignis uns vor unerwartete Herausforderungen stellt: Der Bauch grummelt, das Herz pocht, manchem wird schwindlig, die Hände werden feucht. Die im Hirn anlangende Information – etwa über den drohenden Verlust einer geliebten Person oder des Jobs – löst eine Kaskade von Nervenreaktionen im ganzen Körper aus. In Sekundenbruchteilen werden alle gespeicherten Informationen nach Lösungen abgesucht, gleichzeitig schlagen die verzweigten Nervenfortsätze überall im Körper Alarm. Jedes Organ reagiert sofort: Die Nebennieren schütten Adrenalin aus, das Herz schlägt schneller, die Blutgefäße werden verengt, die Muskulatur angespannt, die Leber stellt Energiereserven bereit.

Die Stressreaktion versetzt uns nicht nur in die Lage, Gefahren zu bewältigen, erzählt der Neurobiologe Gerald Hüther, sie sorgt kurzfristig und auch im Laufe des Lebens immer wieder dafür, dass Verschaltungen im Gehirn, die sich zunächst als nützlich erwiesen, aber dann als untauglich herausgestellt haben, wieder verändert werden. Angst und der von ihr ausgelöste Stress sind deshalb auch der Motor zum Umgang mit Gefahren und der Motor für alle grundlegenden Veränderungen.[50]

Doch wenn die Notfallreaktion zu keiner tauglichen Lösung führt, wird die Stressreaktion zum Dauerzustand. Dann fühlen wir uns schlecht, schlafen schlecht, fühlen uns ohnmächtig und reagieren gereizt bis aggressiv. Der Alarmzustand im ganzen Körper wird aufrechterhalten, doch darauf ist das System nicht eingerichtet: Irgendwo im Körper brennen schließlich die Sicherungen durch. Wo das geschieht, woran wir also erkranken, hat wiederum viel mit den Umweltbedingungen zu tun, die einzelne Organe schon länger belastet haben – und mit den Schwachpunkten unseres Körpers, die wir durch Vererbung mitbekommen haben.

Das war in der Urgeschichte der Menschheit so. Die wohl erste sesshafte Kultur der »Mega-Dörfer« im heutigen Jordanien etwa ging vor 10.000 Jahren unter, weil das rasche Bevölkerungswachstum bei beschränkten Baumöglichkeiten zu nicht bewältigbarer Aggression führte: Bei rund 30 Prozent der gefundenen menschlichen Schädel wurden schwere Verletzungen gefunden. Nach etwa 500 Jahren verschwanden die Dörfer, die bis zu 1500 Menschen beherbergten, Tausende Jahre vor den bis vor kurzem als erste Zivilisation bekannten Siedlungen. Die Fachleute um den Berliner Archäologen Hans-Georg Gebel, die diese Dörfer ausgruben, fanden dafür Erklärungen: Dauerstress führte wohl neben körperlicher Gewalt auch zu stressbedingten Erkrankungen und reduzierter Fruchtbarkeit.[51]

Und das ist heute auch so. Unsere auf kurzfristiges Reagieren ausgerichteten Notfallprogramme bringen immer noch alles durcheinander, wenn die Belastungen lang anhaltend werden und die in unserer Geschichte eingelernten Stressantworten – Angriff oder Flucht – im sozialen System nicht möglich sind. Einem Chef am Arbeitsplatz kann man selten so begegnen, auch einem Partner eher nicht.

Diese Dauerbelastung, die sich in immer wiederkehrenden Gedanken, Unruhe, Schlafstörungen und Ähnlichem bemerkbar macht, ist ungesund. Denn der Turbo-Betrieb der Stressreaktion braucht bald wieder einen Ausgleich. Deshalb sorgt ein fein ausgeklügeltes Rückkoppelungssystem dafür, dass die Produktion der körpereigenen Drogen und Abwehrstoffe nicht überschießt. Würde etwa die Aufrüstung des Immunsystems grenzenlos weiter vorangetrieben, würden sich die Abwehrzellen bald gegen den eigenen Körper richten, die unlimitierte Zufuhr von aufputschenden Hormonen würde den Menschen bald in den Wahnsinn treiben, ein ständig rasendes Herz bald überlastet sein.

Die Stressforschung hat an vereinfachten Modellen untersucht, wie diese Regulierung geschieht: Das Hormon Cortisol steuert diese Vorgänge, es übernimmt die Feinabstimmung der Stressreaktion, von der Bereitstellung des Blutzuckers bis zur Feinjustierung des Immunsystems. Erzeugt wird es in der Nebennierenrinde, wenn im Gehirn produzierte Botenstoffe dem Organismus »Gefahr im Verzug« melden. Sobald diverse Biosensoren dann aber zu viel Cortisol registrieren, wird die Produktion weiterer Cortisol-Dosen eingestellt.

Werden diese sinnvoll abgestimmten Reaktionsmuster jedoch über längere Zeit abgerufen, gerät alles durcheinander.

Medizin,
die Angst macht

D ieser Satz, diese Erwartung der Medizin an mein Schicksal
ist wie ein Stachel in mich hineingefahren und ist da drinnen gesessen und hat mich nicht mehr losgelassen. Es war, wie
wenn die sagen: Ich muss sterben«, erzählt Bettina Reiter, »das
ist wie ein Urteil, eigentlich.«

Bettina Reiter erzählt von den Mediziner-Kollegen, die ihr
mitteilten, dass ihr Bauchraum voll mit Metastasen eines Eierstockkrebses war und dass ihre Chancen, dass dieser Krebs
nach Operation und Chemotherapie nicht wiederkommt, sehr
gering sind.[52]

Die Ärzte wollten ihre zur Patientin gewordene Kollegin sicher nicht verängstigen. Sie wollten ihr das sagen, was sie für
die Wahrheit hielten. Die Mediziner sind zur umfassenden
Aufklärung verpflichtet. Ich habe selbst als Medizinjournalist
lange und beharrlich gegen die Geheimniskrämerei der »Götter in Weiß« angekämpft und für das Recht des mündigen Patienten gestritten, alles Wissen über die eigene Gesundheit mit
seinen Therapeuten zu teilen. Aber als ich dann selbst mit einer
Krebsdiagnose mit nicht günstiger Prognose konfrontiert war,
habe ich gespürt, wie schnell und tief sich die Angst überall

eingräbt, wenn die Risiken und Komplikationen aufgezählt werden, die unter Umständen auf mich warten.

»Eigentlich wollte ich es nicht wissen und habe nach der Operation immer noch versucht, damit zurechtzukommen, dass es zwar schlimm war, aber jetzt hoffentlich nichts mehr sein wird, mit einer Art absurden Hilfsmaßnahmen im Kopf«, erinnert sich auch Bettina Reiter. »Aber die Angst davor, dass man bald sterben wird, holt dich hinterrücks ein und überschwemmt dich wie ein Buschfeuer. Es ist so wie ein irrsinniger Flächenbrand, der sich über die ganze Person und über alle Möglichkeiten zu denken und zu empfinden drüberlegt, und dann hast du eh keine Chance, dann bist du von dieser Angst eingenommen.«

Bettina Reiter weiß, dass diese Angst den Körper noch weiter schwächt, und sie kennt die Bedeutung eines Therapeuten dabei, sie zu lindern. Sie kontaktierte einen Freund und Kollegen, der auf die Behandlung von Krebspatienten spezialisiert ist. »Er hat sich die Zeit genommen, mit mir zu reden, er hat meine Angst gespürt und hat gesagt: Wir fangen sofort mit einer Behandlung an, das wird nicht einfach, aber du bist nicht allein. Und sofort hatte meine Angst einen Anker, an dem sie sich anhängen konnte, und so konnte aus einer überschwemmenden, schrecklichen Angst eine Art von Hoffnung werden.«

Angst ist unvermeidlich, wenn man unvermittelt mit einer schweren Krankheit konfrontiert wird. Menschen verfügen über unterschiedliche Strategien, mit ihrer Angst umzugehen – manche verleugnen sie komplett, schieben sie aus ihrem Bewusstsein, andere sind gelähmt, wieder andere verschieben sie in andere Gefühlswelten. Aber alle sind enorm belastet, und der Nocebo-Effekt hat leichtes Spiel. Eine Studie zeigt, wie stark diese Effekte sein können. Die gegen Bluthochdruck wirksamen Betablocker etwa führen als Nebenwirkung gelegentlich zu Potenzstörungen beim Mann. In der Gruppe der Patienten, welche die Arznei ohne weitere Information erhielten, berichteten nach 90 Tagen drei von 100 Männern von Potenzproblemen. In der Gruppe dagegen, die korrekt informiert wurde, dass die Arznei »gelegentlich eine Erektionsstörung auslösen kann«, berichteten nach 90 Tagen 30 von 100 Patienten, dass diese auch tatsächlich eingetreten sei, also zehnmal mehr.[53]

Umfassende Information ist also nicht nur wichtig, sie kann in der Hand der Ärzte auch zur Waffe werden, die krank macht. Die Aufzählung aller denkbaren Komplikationen zur Erfüllung der gesetzlich geforderten Aufklärungspflicht ist ein Akt der rechtlichen Absicherung des Arztes und der Klinik, mit vernünftiger Aufklärung des Patienten hat das aber nichts zu tun. Die nüchterne Information über statistische Wahrscheinlichkeiten mag bei der Entscheidung, welche Therapie sinnvoll ist, notwendig sein – aber für das Selbstvertrauen des Betroffenen ist sie selten hilfreich. Ich habe selbst erlebt, wie etwa die Information, dass ich mit einer Wahrscheinlichkeit von 40 Prozent nach der Therapie meines Prostatakrebses mit einer erneuten Erkrankung rechnen muss, einmal panische Angst auslöste, später allerdings eher ein Argument für Zuversicht war.

Hilfreich ist ein Therapeut, der glaubwürdig das Gefühl vermittelt: Ich bin da, wir stehen das gemeinsam durch. Statistische Wahrscheinlichkeiten sind keine Prognose für den Einzelnen, sie können nur für die Abwägung der Therapie der Wahl herangezogen werden. Für den Einzelnen zählen sie eigentlich nicht, weil ich nicht zu 30 Prozent sterben und auch nicht zu 70 Prozent überleben kann, hier gibt es nur 100 oder null. Wünschenswerte Ziele können erreichbar sein, egal wie groß die statistische Wahrscheinlichkeit dafür ist. »Wahrheit« darf der Hoffnung nicht im Weg stehen. Denn wir alle haben neben dem Recht auf umfassende Information ein Recht auf Hoffnung. Es geht nicht um die Überzeugung, auf jeden Fall gesund zu werden, und schon gar nicht um jene, dem Tod ausgeliefert zu sein, sondern um die Überzeugung, dass ich gesund werden kann.

Damit diese Überzeugung wachsen kann, braucht es den Therapeuten, also in der Regel den Arzt, der dazu fähig und bereit ist. Bettina Reiter hat ihn gefunden, ich auch. Aber viele Patienten haben im Medizinbetrieb keine Chance, einen solchen Wegbegleiter zu finden. Diese wohl wichtigste Rolle zu erfüllen ist in der Organisationslogik einer Klinik für Ärzte gar nicht vorgesehen. Die Sprechstunden oder Visiten bieten dafür viel zu wenig Zeit. Mit ein Grund, warum mehr als die Hälfte der Krebspatienten bei alternativen Heilern Zuflucht sucht.

Der Wegbegleiter hat noch eine zweite wichtige Aufgabe. Es geht um die Ausgestaltung eines Weges durch die Fülle an Therapieangeboten und um die Antwort auf Dutzende Fragen, die auf einen Menschen einstürzen, der gerade erfahren hat, schwer krank zu sein: Wie soll der Tumor zerstört werden? Was kann die Belastung verringern und die Komplikationen erträglicher machen? Wie kann das Immunsystem vor allzu großer Zerstörung geschützt und wiederaufgebaut werden. Was muss anders werden, damit der Körper nicht wieder entgleist? Das Essen und Trinken? Die Arbeit? Die Beziehungen? Der eigene Umgang mit Stress? Alles?

In der modernen Medizin hat sich nach und nach die Erkenntnis durchgesetzt, dass alle beteiligten Fachrichtungen gemeinsam nach der optimalen Behandlung eines konkreten Patienten suchen. Dafür gibt es in den Kliniken, die auf Qualität Wert legen, mittlerweile das »Tumorboard«: Der Radiologe, der Onkologe, der Chirurg, der Strahlentherapeut, die Fachärzte der jeweiligen Organregion und der Pathologe beugen sich gemeinsam über die Befunde und diskutieren über die optimale Behandlungsstrategie. Eine feine Sache, um gemeinsam zu lernen und auch um die Betriebsblindheit der einzelnen Fachrichtungen zu überwinden.

Für den Menschen, dessen Befunde da besprochen werden, gibt es diese kommunikative Einrichtung nicht. Er muss sich den Weg durch den Medizindschungel selbst und oft allein erkämpfen. Ich kriege immer noch Bauchgrimmen, wenn ich darüber schreibe. Die Urologen machten Druck – alles andere als eine sofortige Operation sei fahrlässig, meinten sie. Dabei waren die Prognosen für die Strahlentherapie günstiger. Dann ging es darum, wie die Nebenwirkungen der Therapie klein gehalten werden können, welche komplementärmedizinischen Begleitmaßnahmen sinnvoll sind, ob und in welchem Umfang ich während der Therapie weiterarbeiten kann, was zu tun sein wird, wenn ein Risiko zu einer tatsächlichen Komplikation wird – und wie ich mit der Angst fertigwerde, ohne sie einfach zu verdrängen.

»Ich hab eigentlich auf eine komische Weise immer die innere Überzeugung gehabt, dass ich nicht sterben werde«, hat mir Bettina Reiter erzählt. Mein Weg, die Angst zu überwinden, war ein wenig mühsamer. Nachdem die Strahlentherapie und die

Brachytherapie den Tumor erfolgreich zerstört hatten, lernte ich in einer onkologischen Psychotherapie mit den Ohnmachtsgefühlen umzugehen, sie zu überwinden und Kraft aufzubauen. Es brauchte Zeit und Kraft, akzeptieren zu lernen, dass der Krebs, der mich bedroht, ein Teil von mir ist. Erstaunlich schnell begannen Dialoge mit meinen verborgenen Gefühlen, ich lernte, sie zuzulassen und freundlicher zu betrachten. Wie von selbst gibt es in mir nun eine Art liebevoll-neugierigen Beobachter meiner Empfindungen – und ich lernte den freundlichen Dialog mit meinem Körper. Ich wurde neugieriger aufs Leben und erfasste bewusster, wer um mich herum wie wichtig für mich ist.

Aber der Tod blieb Thema. Als wir das Eckzimmer in unserer Wohnung neu einrichteten, weil unser Sohn ausgezogen war, ging es um die Auswahl des Bettes, das dort für Gäste bereitstehen soll. Es ist ein wunderbares Zimmer mit Glasflächen vom Boden bis zur Decke, die einen Blick über die ganze Stadt erlauben. Während des Gesprächs mit meiner Frau sah ich plötzlich ein Pflegebett hier stehen – und ich lag drin. Ich fühlte, das wird mein Bett sein, und es entstand wie von selbst ein Bild: Ich liege hier im Pflegebett und blicke über die Stadt. Kein angstvolles, eher ein ruhiges, gelassenes Gefühl – hier will ich meine letzten Stunden verbringen.

Ich erzählte das meiner Frau. Brigitte reagierte freundlich auf den Wunsch, hier gleich mein »letztes« Bett hinzustellen, und meinte ruhig und gelassen, jetzt tut es das Ausziehsofa auch. Jetzt ist der Tod noch nicht da, jetzt können wir gut leben, und wenn er kommt, dann werden wir alles Nötige organisieren.

Damit wich die Angst fast augenblicklich, und der Blick aufs Leben wurde intensiver – bis heute.

Dauerstress
und Lähmung

Dauerstress bringt unser an sich gut adaptiertes Alarm- und Beruhigungssystem unausweichlich aus der Balance. Immer neue Cortisol-Schübe in immer kürzeren Abständen führen immer häufiger zu Kurzschlüssen, bis die Fähigkeit zur Selbstregulierung völlig verloren geht: Der Cortisol-Spiegel bleibt ständig auf höchstem Niveau und bringt dabei eine ganze Reihe von Körperfunktionen durcheinander. Er kann aber auch komplett absinken, was ebenfalls erhebliche Unordnung schafft. Der Blutdruck bleibt dauerhaft erhöht, die Muskeln sind ständig verspannt, die Gefäße verlieren ihre Elastizität.

Dass bei Aufregung und Angst das Herz zu rasen beginnt, chronischer Stress zu erhöhtem Blutdruck führt, dass andererseits regelmäßiges Meditieren zu Veränderungen der Hirnstrukturen führt – das sind nur einige Beispiele, die zeigen, dass geistig-seelische Fähigkeiten und Reaktionsweisen auch Auswirkungen auf den Körper und seine Organfunktionen haben.

Länger anhaltende Angst verliert ihren ursprünglichen Wert als Inspirator für neue Lösungen und ist ungesund. Solche Angst schwächt das Immunsystem. Auf Angst reagiert der Körper, indem er seine Energien auf Funktionen konzentriert, die im Fall einer akuten Bedrohung für ihn wichtig sind: In Vorbereitung auf Flucht oder Kampf steigt der Puls, die Muskeln werden besser mit Blut versorgt, der rationale Teil des Gehirns wird heruntergefahren, es regiert der reflexhaft reagierende Teil. Auch das Immunsystem wird heruntergefahren – es ist für akute Bedrohungen nicht wichtig. Menschen, die in einem Dauerstresszustand leben, sind deswegen erheblich krankheitsanfälliger als Menschen, die gelassen durchs Leben gehen.

So sinkt durch Dauerstress etwa die Fähigkeit von bestimmten Immunzellen, sich auf einen Wachstumsreiz hin zu teilen und zu vermehren. Das ist insofern fatal, als für eine gut funktionierende Krankheitsabwehr und Krankheitsbekämpfung nicht nur die Funktion dieser Immunzellen gewährleistet, sondern darüber hinaus auch eine bestimmte Anzahl dieser Zellen vorhanden sein muss. Im Bedarfsfall – etwa im Kontakt mit einem Krankheitserreger – ist es nötig, dass die Anzahl dieser Zellen erhöht werden kann. Stress und psychische Belastung können aber nicht nur die Fähigkeit zur Zellteilung hemmen, sie können auch die für die Tumorbekämpfung wichtigen natürlichen Killerzellen in ihrer Aktivität hemmen.

So heilen auch Wunden unter Stress, unter vermehrter Ausschüttung des Stresshormons Adrenalin, schlechter und es können latente Virusinfektionen, die im Körper sozusagen »friedlich« schlummern, unter Stress reaktiviert werden und eine Erkrankung auslösen. Auch Diabetes und Herz-Kreislauf-Leiden werden mit dem steigenden Stresslevel häufiger.

Unter Stress oder psychischer Belastung werden aber auch vermehrt Substanzen gebildet, die zu überschießenden Entzündungsreaktionen führen. 2008 haben US-Wissenschaftler diesen Mechanismus im stressgeplagten Immunsystem entdeckt. Sie wollten herausfinden, wie sich seelische Belastungen auf die Aktivität von weißen Blutzellen auswirken. Dabei zeigte sich, dass Dauerstress in den Genen der Blutzellen zu massiven Veränderungen führt. Sie werden zunehmend unempfindlich gegen die Immun-Bremse Cortisol, dafür aber empfänglicher für andere Botenstoffe, die bestimmte Entzündungsreaktionen anregen. Kurz gesagt: Die Abwehrzellen lassen sich zu Höchstleistungen anspornen, für die es eigentlich gar keinen Grund gibt. Das, so die Forscher, könnte an den Innenwänden der Blutgefäße für Mikro-Entzündungen sorgen, die in der Fachwelt heute als der eigentliche Grund für die gefürchteten »Arterienverkalkungen« gesehen werden – die Hauptursache für den Killer Nummer eins in den Industriestaaten, Herzinfarkt und Schlaganfall.

Der Neurobiologe Joachim Bauer beschreibt, wie unproduktiver Stress sogar ganz andere Gene aktiviert, als ein positives Umfeld es tun würde. Je mehr Stress wir ausgesetzt sind, desto mehr Krankheit entsteht im Körper, weil die entsprechenden Gene dementsprechend aktiviert werden. Nach Bauer ist es oft so, als wollte der Körper uns etwas damit sagen: »Oft bleibt das tatsächliche Vorliegen einer Alarmsituation lange Zeit sogar dem betroffenen Menschen selbst verborgen, bis der Körper, der die Gefahr unbewusst offenbar bereits begriffen hat, intensive körperliche Alarmzeichen aussendet. Der menschliche Körper hat die Fähigkeit, unbewusste Wahrnehmungen aufzunehmen und ohne unser Wissen seelische und biologische Reaktionen in Gang zu setzen.«

Zentral ist dabei, dass es oft nicht auf die objektive Situation ankommt, sondern darauf, wie der Mensch eine Situation bewertet. Dies bestimmt die biologischen Signale im Gehirn, die wiederum die Schaltergene beeinflussen und damit über Gesundheit oder Krankheit entscheiden.

Die Erkenntnisse, Zahlen und Fakten zeigen, wie schädlich nicht verarbeiteter Dauerstress für unsere Gesundheit ist. Aber das ist nicht unvermeidlich: Von Strategien zur sinnvollen Bearbeitung von Stressreaktionen, die für praktisch alle machbar sind, wird noch ausführlich die Rede sein.

Heilsames
aus der Klinik

Unser Organismus und unser Bewusstsein befinden sich in einem ständigen Prozess der Anpassung auf Neues, das uns erwartet. Es gibt keinen Stillstand, und daher auch keine statische Balance, diese muss sich vielmehr ständig von Neuem bilden. Gelingt das längere Zeit nicht, bedeutet das meist Krankheit.

»Effort-Reward Balance« nennt Michael Marmot, der Hauptautor der bahnbrechenden Whitehall-Studien, den zentralen Wert, der über unsere Chancen, gesund zu bleiben, entscheidet – viel mehr als die bekannten Risikofaktoren. Wir müssen aktiv sein –, und wenn wir dafür Anerkennung, Respekt, Belohnung bekommen, macht uns das glücklich. Dieses Glücksgefühl wiederum setzt uns in die Lage, Bedrohungen zu widerstehen.

Aber dieses Glück wird uns im Alltag oft vorenthalten. Im Beruf herrschen allzu oft Konkurrenz und menschenfeindliche Hierarchien, und wir trainieren uns darauf, damit halbwegs fertigzuwerden. Aber wir bekommen gar nicht mehr mit, dass eine Reihe von Alarmsystemen in uns gleichzeitig aktiv ist. »Die Krux unserer Zeit ist, dass wir jeden Tag von früh bis spät einer Unmengen an Reizen ausgesetzt sind. Meistens mehreren Reizen gleichzeitig. Sodass wir uns wie auf der Flucht, wie Gejagte fühlen«, erklärt Joachim Bauer, der als Neurobiologe, Arzt und Psychotherapeut wissenschaftliche Expertise und Erfahrung im Umgang mit Patienten in sich vereinigt.[54] Dieser Daueralarm funktioniert heute ganz ähnlich wie bei unseren evolutionären Vorfahren vor etwa einer Million Jahren, die mussten in der Savanne auch immer mehrere Dinge gleichzeitig im Auge haben, um nicht in Gefahr zu kommen. Die Hirnforscher nennen das 360-Grad-Aufmerksamkeit, eine Art flache, zerstreute Aufmerksamkeit. »Wir wissen aus der modernen Hirnforschung, dass dabei ein Stresssystem aktiviert wird, das erst vor kurzem entdeckt wurde und das alles andere als gut für die Gesundheit ist«, fasst Neurowissenschaftler Bauer die Ergebnisse der modernen Hirnforschung zusammen. »Wir verlieren bei dieser Form von Zerstreuungsstress den Kontakt zu unseren Gefühlen, zu unserem Körper, wir nehmen die Rückmeldungen unseres Körpers nicht mehr wahr.«

Methoden wie achtsamkeitsbasierte Meditation oder andere Meditationsformen haben das Potenzial, uns wieder in Kontakt zu bringen mit unseren Gefühlen, mit unserem Körper. Und damit wir das nicht in einer wertenden, sondern in einer liebevollen Weise machen, helfen uns dabei Therapeuten, die geübt sind, Patienten anzuleiten.

Die »Mind-Body Medicine« hat dafür einen vernünftigen Zugang entwickelt. Am Klinikum Essen-Mitte etwa setzen Mediziner auf die Kombination von schulmedizinischen und alternativen Therapien, die nach evidenzbasierten Kriterien aus der Erfahrungsheilkunde verschiedenster Traditionen zusammengestellt werden. Die Modellklinik für integrative Medizin betreut vor allem Patienten, denen die Schulmedizin allein keine Perspektive bieten kann – chronisch Kranke mit Colitis ulcerosa und anderen Autoimmunerkrankungen etwa oder Migränepatientinnen und natürlich Krebskranke. »Wir sind Internisten und behandeln – wenn es sinnvoll ist – konventionell internistisch, aber zusätzlich mit Verfahren der Naturheilkunde – in der Regel mit wissenschaftlich geprüften Verfahren – und einem dritten Bereich, der sogenannten Mind-Body-Medizin. Mit der kann man, übertragen gesprochen, ganz gezielt die Selbstheilungskräfte des Körpers aktivieren«, sagt Gustav Dobos, Leiter der Abteilung und Professor für Naturheilkunde an der Universität Duisburg-Essen.[55]

Es sei der Geist, der sich den Körper baue, schrieb Friedrich Schiller einst im »Wallenstein«. Schritt um Schritt erkennt nun die Neurowissenschaft, wie richtig der Dichter – und ausgebildete Arzt – damit lag: Die Seele kann den Leib verändern.

Die Klinik ist freundlich, offen, auf den Grünanlagen tummeln sich Patienten zum Nordic Walking und bei Schönwetter zur Gymnastik, die Seminarräume sind halbwegs anheimelnd und in Dauerbetrieb, aber es wirkt alles dennoch wie ein Klinikbetrieb, nur mit mehr Lebensbezug. Niemand hier behauptet, man könne Krankheiten gleichsam wegdenken. Aber die Mediziner hier haben selbst in Studien belegt, dass Ordnungstherapie, wissenschaftlich fundierte Naturmedizin und Meditieren eindeutig Einfluss auf die Gesundheit haben, den Ärzte und Psychologen bisher viel zu selten nutzten.

Mittagsstunde in der Tagesklinik. Die Patienten trudeln allmählich im »Raum der Stille« ein, holen sich Matratzen und legen sich in entspannte Rückenlage. »Ihr atmet ruhig und konzentriert euch auf die große Zehe des linken Fußes«, beginnt der Trainer den »Body-Scan«, eine einfach erlernbare Meditationstechnik. Nach und nach geht er mit ruhiger Stimme die Körperteile und Organe durch, die Patienten reisen mit ihrer Aufmerksamkeit durch den Körper und verfallen dabei in eine Art leichter Trance oder nicken auch kurz ein. Danach geht es entspannt zum Nordic Walking.

Die Erkenntnisse der modernen Hirnforschung befreiten die Meditation vom Ruch des Esoterischen. An vielen Universitätskliniken machen Psychologen und Ärzte sich wie hier in Essen daran, aus dem Buddhismus und dem Hinduismus stammende Meditationstechniken mit der modernen Medizin zu vereinen. »Meditation führt zu einer strukturellen Veränderung des Gehirns und – und das finde ich persönlich ganz spannend – zu einer Verlangsamung des Alterungsprozesses des Gehirns«, erklärt Gustav Dobos. Untersuchungen zeigen, dass regelmäßig Meditierende einen langsameren Abbauprozess des Gehirns aufweisen.

»Wir gehen mit dem Patienten in alle Bereiche seines Seins. Also nicht nur die Krankheit interessiert uns, sondern uns interessiert auch alles, was er machen kann, um selber am Gesundungsprozess mitzuarbeiten«, sagt Anna Paul, Psychologin an der Essener Klinik. Hier werden die Patienten erkennbar als Menschen wahrgenommen, auch ihre Gefühle werden einbezogen und angenommen. »In unserer Arbeit ist die Emotion, also das emotionale Regulieren ein wichtiger Bereich«, so Frau Paul, »sich der Gefühle bewusst zu werden ist ganz wichtig, um damit zu arbeiten. ›Ich möchte, jetzt zum Beispiel, nicht traurig sein, ich möchte mich jetzt nicht ängstigen‹, ist ein Part, mit dem wir stark arbeiten, weil wenn man Gefühle nicht haben will, führt das dazu, dass man mit ihnen nicht arbeiten kann.«

Ich denke, es wäre gut gewesen, während der Akutphase meiner Krankheit hier gewesen zu sein. »Die Angst muss man erst mal umarmen«, sagt Anna Paul, als ich sie auf das wohl wichtigste emotionale Thema nach einer schwerwiegenden Diagnose anspreche. »Angst ist ein Faktor im Körper, der da ist, um dem Körper zu sagen, du, da passiert etwas, das schadet mir, und guck mal, wie du das ändern kannst. Wenn man die Angst versteht und sie anerkennt als eine wirklich wichtige Gefühlsregung, die uns hilft, kann daraus Zuversicht werden. Also die Angst ist eigentlich ein Motor, der uns in die Zuversicht bringt. Ohne Angst hätten wir gar keinen Antrieb letzten Endes.«

Die anerkannte Psychologin geht mit einer Gruppe Patienten die Grundlagen der Ordnungstherapie, einer traditionellen europäischen Heilmethode nach Sebastian Kneipp, durch. An einem Schaubild, »Tempel der Gesundheit« genannt, zeigt sie, welche Säulen das Dach Soziales, Familie und Beruf tragen. Die Säulen tragen die Namen Bewegung, Entspannung, Atmung, Ernährung und Selbsthilfestrategien. Als sie mit den Patienten die Säulen-Themen durchspricht, sind die Antworten beim Thema Ernährung am klarsten und ausführlichsten. Das sei immer so, erklärt Paul: »Dieses Gesundheitsverhalten wird inzwischen selbst zum Stressfaktor.« Die Fähigkeiten zur Entspannung, die Atmung und die persönlichen Strategien zur Bewältigung von Krisen – auch gesundheitlichen – sind dem gegenüber stark unterentwickelt; und auch Bewegung kommt oft zu kurz. Aber das Dach kann auf einer einzelnen Säule nicht stehen, noch dazu, wenn diese selbst schon als belastend empfunden wird. »Unser Ziel ist, dass alle diese Säulen stabil sind und dass sie im Alltag auch Spaß machen. Und für die Achtsamkeit brauchen wir den bewussten Zugang zu unseren Gedanken, bewussten Zugang zu unseren Gefühlen und einen bewussteren Zugang zum Eingebundensein in Sinn und Hoffnung. Das heißt, dass ich ungefähr eine Idee habe, wo komme ich her, wo gehe ich hin?«

»Meine Krankenkasse hat mir nach einem totalen Zusammenbruch den Vorschlag gemacht hierherzukommen«, erzählt Anja Gies, eine der Patientinnen. Die Migräneanfälle hätten bisweilen schon sieben Tage gedauert. »Ich war nur noch gesteuert von dieser Migräne, also das war kein Leben mehr.«

Hier in der Klinik hat sie zunächst eine Migräne-Attacke ganz ohne Medikamente durchgemacht. »Das war Hardcore, aber ich habe gemerkt: Du kannst das!« Und dann, nach einer spezielle Massage, »war ich erstmalig zehn Stunden total schmerzfrei und so klar in der Birne wie wahrscheinlich schon zehn Jahre nicht mehr. Das war fantastisch, das war ein Gefühl, da hab ich echt gedacht, wow, neu geboren.«[56]

Daraufhin hat sich die Angestellte auf die verschiedenen Therapien eingelassen. Yoga macht ihr inzwischen unglaublich viel Spaß, erzählt sie. »Also ich habe hier die Leute getroffen, zum richtigen Zeitpunkt am richtigen Ort. Ich war hier völlig glücklich zwei Wochen lang, ohne Fernsehen, ohne Medien, ohne alles, völlig unter einer Glaskuppel. Das war total reinigend.«

Seither nimmt Frau Gies keine Medikamente mehr. »Ich habe, na klar habe ich noch Migräne, aber ich geh ganz anders damit um. Inzwischen ist es ein Migränchen, ich kann es umarmen, ich kann es begrüßen, wenn es kommt, ich heiße es auch willkommen, sage auch, dass ich es nicht gebrauchen kann. Also ich spreche tatsächlich mit ihm, ich habe es auch angenommen, es ist ein Stück von mir, es gehört halt dazu, und ich sauf's dann mit Wasser weg. Das funktioniert auch hervorragend.«

Und wenn sie wieder einmal auf dem Arbeitsweg im Stau steht, nutzt sie die Zeit mit Yoga-Atemübungen. »Die Übungen sind nicht korrekt ausgeführt, aber man atmet halt einfach ganz bewusst, dadurch kommt man wieder runter. Stau war früher für mich furchtbar, man regt sich furchtbar auf, und inzwischen denke ich mir: Yippie, Stau! Ich kann atmen, ich habe Ruhe, ich habe Zeit, ich komme wieder zu mir, und ich kann tatsächlich auch beginnende Kopfschmerzen ein Stück weit wegatmen.«

»Wir behandeln einerseits körperorientiert, durch Massagen, Akupunktur, Mineraltherapie, andererseits mental«, beschreibt Gustav Dobos das auf jeden Einzelnen abgestimmte Therapie-Paket. »Mentale Techniken durch Meditation, Entspannungsverfahren, Gespräche, das kombinieren wir, und das führt nach einer gewissen Zeit dazu, dass sich ein Perspektivenwechsel bei den Patienten einstellt. Das ist ein ganz interessanter Prozess, das dauert meistens so eine Woche. Dann sprechen die Patienten davon, dass sie den Eindruck haben, bestimmte Situationen anders zu sehen, manche sagen auch, es hat klick gemacht, und häufig ist dieser Prozess auch mit einer Verbesserung des Zustands assoziiert, dass es dem Patienten körperlich auch besser geht.«

Heilungen sind hier keine Seltenheit. Dobos: »Wir haben in den vergangen Jahren 25.000 Patienten behandelt und haben in vielen Fällen eine deutliche Besserung des Zustands gesehen, obwohl sie internistisch, schmerztherapeutisch schwer krank waren.«

Ein Kernelement der »Mind-Body Medicine« ist Achtsamkeit sich selbst gegenüber: Ärzte und Therapeuten lehren den Patienten hier Techniken, aber auch Lebensstile, die eine Heilung fördern. »Kinder können das immer, die sind immer dort, wo sie gerade sind, und nehmen sich in Bezug zur Umwelt wahr, so lernen sie überhaupt, auf der Welt zu sein«, beschreibt Psychologin Anna Paul die Achtsamkeit, »und wenn wir dann erwachsen sind, tritt die Achtsamkeit in den Hintergrund, damit man besser funktioniert. Dazu entwickeln wir Automatismen, die uns schneller und energieschonend verhalten und Entscheidungen treffen lassen.« Hier gehe es nun darum, diese Achtsamkeit wieder zu erlernen.

Ich habe inzwischen begriffen: Diese Achtsamkeit können wir alle gut gebrauchen, nicht nur bei Erkrankung oder Heilung. Weil jeder in dem Moment, in dem er gerade ist – nicht in der Vergangenheit und nicht in der Zukunft –, viel mehr Gestaltungsfreiraum hat. Eine Erkrankung produziert zusätzlich viel Angst, meistens auch vor der Zukunft, und manchmal kommen auch Schuldgefühle dazu. Diese Prozesse binden die Emotion allerdings an die Vergangenheit und die Zukunft, und das verhindert, dass ich in der Gegenwart aktiv wahrnehme.

Der »Autopilot« in uns, mit dem wir gelernt haben, durchs Leben zu navigieren, bremst den Umstellungsprozess in einer auf Achtsamkeit orientierten Therapie. Oft ist es ein langer und

widerspruchsreicher Prozess. Tief sitzende Muster und Ge-
wohnheiten setzen sich meist immer wieder durch, und wir haben gelernt, mit schlechtem Gewissen darauf zu reagieren. Erst
wenn wir lernen, nicht wertend zu beobachten, dass wir etwas
nicht geschafft haben und dass sich eigentlich gleich eine neue
Chance auftut, es erneut zu probieren, kann der Prozess weitergehen. »Das Grundprinzip der Selbstheilung ist wirklich, dass
unser Körper jede Minute immer wieder neu anfängt zu regenerieren, neue Zellen zu machen, auszuscheiden. Und das ist
immer eine Chance«, sagt Anna Paul. Es dauert allerdings nach
ihrer Erfahrung ein bis drei Jahre oder 60 bis 100 Übungsein-
heiten, bis der Körper die neuen Verhaltensweisen nicht mehr
als fremd ansieht. »Dann allerdings müssen Sie nicht mehr
müssen, sondern Sie wollen dann wollen.«[57] Die Struktur des
Gehirns hat dann dafür gesorgt, dass der Körper wie von selbst
nach den Zuständen sucht, in denen es ihm gut geht.

»Ich hab manchmal Patienten erlebt, die dann sagen: Kann
es sein, dass ich seit zwei Tagen keine Rückenschmerzen mehr
habe?«, erzählt Anna Paul von den Resultaten des Achtsamkeitstrainings. »Dieses Wahrnehmen, dass jetzt in dem Moment was passiert, ermöglicht Kranken wie auch Gesunden, an
ihre eigenen Ressourcen zu kommen. Deshalb ist es so hilfreich, wenn man schwer erkrankt ist, Achtsamkeit zu üben.«

Gustav Dobos betrachtet es nicht nur als Aufgabe der Medizin, Krankheit zu beheben, es geht ihm um die Bedingungen,
die man schaffen muss, um gesund zu bleiben und gesund zu
werden. »Resilienz – also die Fähigkeit, mit Stresssituationen,
Emotionen etc. umzugehen – lässt sich zumindest zu bestimmten Teilen lernen«, sagt er. »Studien zeigen, dass Mentaltechni-

ken wie Meditation dabei besonders heilsam sind. So schrumpft die dichte graue Hirnsubstanz, das Angstzentrum; und das Hirn schüttet Botenstoffe aus, die wiederum Entzündungsbotenstoffe blockieren.«[58]

Dem Hirn
heilen helfen

D as Gehirn hat Bereiche, die für positive Emotionen, für Glück und Freude zuständig sind. Häufiges Meditieren soll die Aktivität in diesen Gehirnbereichen verbessern können und so die Selbstheilungskräfte des Körpers in Gang setzen. Das Angstzentrum hingegen soll durch regelmäßiges Training verkleinert werden können. »Entspannungstechniken wie autogenes Training lösen Entspannungsantworten aus, wenn jemand unter Stress steht«, sagt Anna Paul. Meditation hingegen setzt einen Schritt vorher an. Sie versucht, negativen Stress im Alltag zu vermeiden. Der Mensch soll erst gar nicht in Verspannungssituationen geraten und mit schwierigen Situationen im Alltag besser zurechtkommen. »Viele Leistungssportler können das bereits«, sagt Paul. Sie müssen eine hohe Disziplin haben, dürfen sich während eines Wettkampfs nicht von ihren Gefühlen überwältigen lassen. Meditation kann helfen, diese Disziplin zu erlangen. Sie kann dazu beitragen, in kritischen Situationen gelassen zu bleiben und sich optimistischer zu fühlen.

Meditierende wenden zwei Mechanismen, an um sich auf das Hier und Jetzt zu konzentrieren. Wenn die Gedanken ungeordnet durch den Kopf rasen, kann es helfen, wenn der Stressgeplagte einen Schritt zurücktritt und sie sich einfach anhört, ohne darauf zu reagieren. Bei der defokussierenden Meditation nimmt der Meditierende den Gedankenwust und seine Gefühle bewusst wahr, ohne sie zu be- oder verurteilen. Er lässt die Gedanken einfach an sich vorbeiziehen.

Bei der zweiten Meditationsform geht es um das genaue Gegenteil: die Fokussierung. Der Meditierende versucht die herumschwirrenden Gedanken zum Verschwinden zu bringen, indem er sich auf etwas Bestimmtes konzentriert, etwa auf eine Kerze oder – was vielen am leichtesten fällt – auf die eigene Atmung. »Er kann seine Aufmerksamkeit auch auf Musik lenken«, sagt Paul. Wichtig für die fokussierende Meditation ist, dass der Übende sich auf eine Sache konzentriert, der er uneingeschränkte Beachtung schenkt. Wenn es dann an der Nase juckt, nimmt der Meditierende das zwar wahr, soll sich dadurch aber nicht dazu verleiten lassen, sich an der Nase zu kratzen. Stattdessen soll er seine Gedanken dem Meditationsobjekt immer wieder bewusst zuwenden.

Meditation funktioniert meist nicht beim ersten Mal, das habe auch ich erlebt. »Der menschliche Geist ist wie ein wildes Tier, das erst gezähmt werden muss«, sagt Anna Paul. Nur durch Übung erlangt er Kontrolle. Beginnt ein Mensch mit Meditation, kann er zunächst unruhig werden, oder das Meditieren erscheint ihm langweilig. Erst nach einer gewissen Zeit setzt die Entspannung ein, der Meditierende wird konzentrierter und achtsamer.

Körperliche und mentale Beruhigung treten allerdings schon nach wenigen Wochen ein. »Wenn jemand im Schnitt

20 Minuten pro Tag meditiert, können sich nach acht Wochen bereits Strukturen seines Gehirns verändert haben«, weiß Anna Paul.[59]

Es existieren viele Formen der Meditation. Welche für wen geeignet ist, muss der Meditationsschüler zunächst mit seinem Lehrer durch ein ausführliches Gespräch herausfinden. So können visuell veranlagte Meditierende gut mit inneren Bildern arbeiten, sagt Paul. Für Menschen, die sich gerne bewegen, ist Yoga gut geeignet, auditiv Veranlagte können sich mit Gesängen oder anderer Musik beschäftigen, im Mittelpunkt der Übungen kognitiv orientierter Menschen kann die Gedankenkontrolle stehen.

Bei der Meditationstechnik »Metta«, die im Deutschen auch als Liebende-Güte-Meditation bekannt ist, wird in einer Haltung stiller Konzentration versucht, Gefühle von Freundlichkeit und Wärme, die man für sehr nahestehende Menschen wie die eigenen Eltern oder Kinder empfindet, auf alle Menschen auszudehnen. Wie Studien der letzten Jahre zeigen, hat dies einen doppelten Nutzen: Auf Metta basierendes mentales Training stärkt positive Emotionen im Alltag und dadurch persönliche Ressourcen. Zugleich erhöht größeres Mitgefühl die Motivation, anderen zu helfen. Unbekannt war bis jetzt, was das Mitgefühlstraining auf neuronaler Ebene auslöst und wie sich Mitgefühl auf den Umgang mit emotionalen Stresssituationen auswirkt.

Um dieser Frage nachzugehen, maßen Forscher der Abteilung Soziale Neurowissenschaft am Leipziger Max-Planck-Institut für Kognitions- und Neurowissenschaften zunächst die Hirnaktivität von Versuchsteilnehmern ohne Meditationserfahrung, während diese kurze Videosequenzen von Menschen in Notsituationen sahen. Im Anschluss an jedes der zehn bis 18 Sekunden langen Videos gaben die Probanden an, wie viel Empathie sie fühlten und wie positiv oder negativ ihr Erleben war. Es traten überwiegend negative Emotionen, gepaart mit Empfindungen der Empathie für das Leid anderer, auf, einhergehend mit erhöhter Aktivität in Hirnregionen, die mit negativem Affekt sowie Empathie für das Leid anderer assoziiert sind. »Diese empathische Reaktion, bei der wir fremde Gefühle wie die eigenen erleben können, ist wichtig, um einander zu verstehen«, sagt Olga Klimecki, die Erstautorin der Studie. »Wenn die negativen Emotionen aber zu sehr überhandnehmen, kann das zur schweren Belastung werden.«[60]

Nach der ersten Messung der Hirnaktivität fand eine eintägige Übung in Liebender-Güte-Meditation statt, die ein Meditationslehrer leitete. Eine Kontrollgruppe erhielt ein einfaches Gedächtnistraining. Um den Effekt des Trainings aufrechtzuerhalten, praktizierten die Teilnehmer die jeweils geübte Methode zu Hause. Einige Tage später wurde erneut gemessen. Nun reagierten die meditationsgeschulten Teilnehmer auf die Videos mit mehr positiven Emotionen des Mitgefühls. Im Gehirn war verstärkte Aktivität in Regionen messbar, die mit Liebe und Nähe assoziiert sind. Diese Veränderungen wurden nur bei der Meditationsgruppe beobachtet, bei der Vergleichsgruppe änderte sich nichts. »Wichtig ist, dass dabei die Empathie, also das Nachfühlen des fremden Schmerzes nicht verschwand, sondern positive Empfindungen hinzukamen«, betont Klimecki. »Mitgefühl scheint zu ermöglichen, mit der negativen Realität in Kontakt zu bleiben, während gleichzeitig positive

Gefühle aufgebaut werden.« Davon könnten besonders Menschen profitieren, die häufig mit dem Leiden anderer konfrontiert sind, etwa Angehörige von Schwerkranken oder Klinikpersonal.

Meditationstechniken wie Yoga können aber ganz direkt auch das Immunsystem stärken und das Herz-Kreislauf-Risiko senken. Mit intelligenten Forschungsdesigns gelingt es den Medizinern nach und nach, den Nachweis solcher Wirkungen zu erbringen. Zum Beispiel wiederum am Klinikum Essen-Mitte. Im Dienst der Wissenschaft wurden freiwillige Testpersonen körperlichem Stress ausgesetzt, indem sie ihre Hand in Eiswasser hielten – um ihre Körperwerte messen zu können: Blut, Hormone, Kortisol. In einer drei Monate dauernden Studie wollten die Forscher herausfinden, ob Yoga tatsächlich hilft, und wenn ja, wie. Wie lange die Probanden es aushielten, ihre Hand in Eiswasser zu legen, diente als Parameter für die Auswirkungen der mentalen Entspannung. Versuchsleiter Andreas Michalsen – er ist inzwischen Chefarzt am Zentrum für Naturheilkunde des Berliner Immanuel-Krankenhauses – erklärte bei unserem ersten Besuch im Jahr 2007, warum: »Es ist schwierig, Stress zu messen. Es geht ja auch darum, eine Vergleichbarkeit zu schaffen. Was kann ein Medikament, was kann Sport, was kann Yoga, und das heißt, wir können unsere Ergebnisse dann im Vergleich zu anderen Verfahren einschätzen.« Das Ergebnis: Yoga stärkt die Stressabwehr, nach einigen Wochen Meditation halten die Testpersonen den körperlichen Stress des Eiswassers tatsächlich länger aus. Michalsen erklärt das Ergebnis so: »Am besten sieht man das Ergebnis anhand der Gefäßverengung. Je besser die Gefäße sich entspannen können nach so einem Stress, desto weniger sind die Menschen gefährdet, später einen Herzinfarkt zu erleiden.« Inzwischen hat der Kardiologe auch gezeigt, dass regelmäßige Yogaübungen und Entspannung zu deutlichen Blutdrucksenkungen und einer Verminderung des Herzinfarkt-Risikos führen.

Nachgewiesen sind positive Ergebnisse des Achtsamkeitstrainings auch bei chronischen Schmerzen, Krebs und chronisch psychischen Störungen. Studien zeigen: Wer über mehrere Jahre meditiert, dessen Lebensqualität steigt, Beschwerden nehmen hingegen deutlich ab. Das Stressempfinden ist nicht mehr so groß, der Meditierende grübelt weniger, empfindet mehr Empathie und fühlt sich wohler.

Ja, das Grübeln. Beim Grübeln hört das Geplapper in deinem Kopf nicht auf, es lässt vergangene Ereignisse in deinem Kopf auftauchen und Ärger darüber erneut hochkochen. Es lässt dich endlos über die Zukunft rätseln, nährt Ängste und Hoffnungen und sorgt dafür, dass du stets zerstreut herumläufst. Es führt dazu, dass du immer unruhiger wirst und dich nur noch mit dir selbst und mit deinen Hirngespinsten beschäftigst. Du achtest nicht auf den gegenwärtigen Augenblick, sondern bist ganz von deinen Gedanken in Anspruch genommen, in einem nicht enden wollenden Teufelskreis, in dem du dein Ego und deine Selbstbezogenheit bedienst.

So beschreibt Matthieu Ricard seinen Zustand, bevor er mit regelmäßiger Meditation begonnen hat. Und als ich seine Selbstbeschreibung las, wunderte ich mich, woher er meine innere Welt vor der Krebserkrankung so genau kennt – ich könnte mein Grübeln, das Geplapper in meinem Kopf, nicht trefflicher beschreiben.[61]

Der Molekularbiologe Matthieu Ricard wurde schließlich buddhistischer Mönch. »Wir sollten das naive Bild von der Meditation korrigieren, das im Westen immer noch vorherrscht, nämlich, dass da jemand sitzt, seinen Geist leer macht und entspannt«, erklärt er. »Natürlich gibt es ein entspannendes Element, in dem Sinn, dass man innere Konflikte loswird und inneren Frieden pflegt, indem man sich selbst von Spannungen befreit. Das Leeren des Geistes ist ebenfalls ein Element, in dem Sinn, dass man seinen mentalen Konstrukten oder dem linearen Denken nicht weiter nachgeht und in der klaren Frische des gegenwärtigen Augenblicks verweilt. Aber es handelt sich weder um eine reine noch um eine geistlose Entspannung, sondern vielmehr um einen Zustand lebhafter Bewusstheit, der viel mehr bedeutet.«

Meditation ist Zähneputzen fürs Bewusstsein. Wir haben Einfluss auf unseren Geist. Wer regelmäßig meditiert, wird weniger von Überaktivierung durch diffuse Überlagerungen oder das »Geplapper« des Grübelns gequält. Wir atmen autonom, aber wenn wir bewusst atmen, beruhigen wir die Atmung allein durch die Achtsamkeit, und damit auch das Herz, schließlich ändert sich auch das Bewusstsein, es kehrt Ruhe ein.

Die Wurzeln der Meditation liegen in verschiedenen Religionen. Sie kommen aus fernöstlichen Glaubensrichtungen wie dem tibetischen Buddhismus, in dessen Mittelpunkt Erleuchtung und Weisheit stehen. Yoga stammt aus dem Ayurveda des Hinduismus. Aber auch Christentum, Judentum und Islam greifen auf diese Geistesübung zurück, um Verbundenheit mit Gott zu erlangen. Die ursprünglich spirituellen Praktiken haben meditativen Charakter: Waschungen, rhythmische Gebete und Gesänge.

Es gibt aber auch neuere, weltliche Ansätze. Die Mindfulness-Based Stress Reduction (MBSR) etwa, übersetzt: »Stressbewältigung durch Achtsamkeit«, will den Menschen dazu bringen, Angst und Schmerz zu akzeptieren, statt sie zu bekämpfen. »MBSR ist eine säkularisierte Form der Meditation«, sagt Anna Paul, Psychologin an der Essener Klinik. Der Meditierende wendet zwar traditionelle Techniken der Meditation an, in einem religiösen Kontext steht sie in der Regel aber nicht mehr. Wer MBSR trainiert, übt, in allen möglichen Lebenslagen achtsam zu sein: wenn er isst, spricht, zuhört und im Umgang mit eigenen Gefühlen und Gedanken. So soll der Mensch den gegenwärtigen Moment für sich wahr- und annehmen lernen.

Auch andere Mentaltechniken können dort erfolgreich eingesetzt werden, wo die konventionelle Medizin meist nichts ausrichtet. Das Reizdarmsyndrom etwa ist eine solche Erkrankung. Betroffene leiden oft jahrzehntelang unter unangenehmen Symptomen wie Krämpfen, Schmerzen und Durchfällen, ohne dass es eine erkennbare körperliche Ursache gibt. Medikamente zielen auf die einzelnen Symptome und wirken kaum nachhaltig.

Mit Gruppenhypnose können solche Beschwerden zu einem viel höheren Prozentsatz zum Verschwinden gebracht oder zumindest gelindert werden. Gabriele Moser von der Wiener Medizin-Universität hat verglichen, wie konventionelle Medikamentenbehandlung und Hypnose gegen das Reizdarmsyndrom wirken: Unmittelbar nach der Therapie waren 60 Prozent der mit Hypnose behandelten Patienten beschwerdefrei, nach einem Jahr waren es immer noch 55 Prozent. Die medikamentöse Behandlung dagegen war anfangs nur bei 40 Prozent erfolgreich, nach einem Jahr waren nur noch 25 Prozent der Patienten ohne Beschwerden.[62] Die Psychosomatikerin Gabriele Moser kennt auch die Erklärungen dafür: Bei Reizdarm-Patienten »kommt es immer zu einer abnormen Modulation der Empfindungen vom Bauch ausgehend in das Gehirn, da wird es in Hirnzentren wie dem limbischen System projiziert, wo dann Emotionen wie Angst oder quälendes Empfinden zustande kommen. Sie spüren das, und es kommt tatsächlich zu mehr Krämpfen, zu mehr Durchfällen oder Verstopfung.« Es ist also die Informationsübertragung vom Darm zum Gehirn so verändert, dass Störungen gemeldet werden – und die Meldung löst dann die Störung tatsächlich aus. Nach Jahren können diese Symptome dann zu chronischen Entzündungen führen.

Mit der Hypnose können Bilder vom »normalen« Ablauf nachempfunden werden und dadurch werden offenbar die störenden Signale der Darmnerven ans Gehirn besänftigt.[63]

Beziehung
als Lebenselixier

S eit Giacomo Rizolatti im Jahr 1992 die Spiegelneuronen entdeckte, gilt es als neurobiologisches Standardwissen, dass unser Erleben und Lernen persönliche Beziehungen braucht. Wenn wir einem anderen Menschen zusehen, aktivieren sein Gesichtsausdruck oder andere Regungen ganz automatisch jene Regionen in unserem Gehirn, die für genau dieselbe Regung zuständig sind. Der Mensch ist auf Gegenseitigkeit konzipiert. Gute zwischenmenschliche Beziehungen sind die wohl am besten wirksame und nebenwirkungsfreie Droge gegen seelischen und körperlichen Stress.

Warum es Ehe- und Partnerschaftsberatung nicht auf Krankenschein gibt, ist eigentlich schwer begründbar. Viele Untersuchungen zeigen: Das Leben in einer glücklichen und stabilen Partnerschaft wirkt sich auf die Gesundheit und Lebenserwartung viel stärker aus als alle medizinischen Maßnahmen. Umgekehrt gilt aber auch: Permanenter Ehekrieg hat für die psychische und körperliche Gesundheit verheerende Auswirkungen.

Das konnten die Mitarbeiter der Hammond-Horn-Studie freilich noch nicht ahnen, als sie 1958 mit ihrer Arbeit begannen: Sie rekrutierten 188.000 Männer in den USA, um die damals noch in Frage stehenden Auswirkungen des Zigarettenrauchens detailliert zu untersuchen. Was damals noch für Aufsehen sorgte, gehört heute zum Allgemeinwissen: In der Gruppe der Raucher starben innerhalb von fünf Jahren eineinhalbmal so viele Menschen wie unter den Nichtrauchern.[64]

Es sollten fast zwei Jahrzehnte vergehen, bis sich in den riesigen Datenbeständen ein weiterer Faktor fand, der den Effekten des Rauchens ebenbürtig war: Verheiratete Männer, so stellte sich heraus, hatten gegenüber geschiedenen einen ebenso hohen Gesundheitsvorteil wie die Nichtraucher gegenüber den Rauchern.

Seither ist eine ganze Reihe weiterer Untersuchungen zu diesem Thema erschienen – und alle zeigen das gleiche Bild, das die Erkenntnisse der Hirnforschung unterstreicht. Wer in einer guten Partnerschaft lebt, wird weniger oft und weniger schwer krank und lebt deutlich länger. Zuletzt rechnete eine 2007 erschienene Studie aus den USA vor, wie viele Lebensjahre mit einer glücklichen, stabilen Partnerschaft zu gewinnen sind. Verheiratete Männer leben im Schnitt um ganze sieben Jahre länger als Singles. Bei Frauen war der Effekt deutlich geringer, aber immer noch messbar. Sie gewannen durchschnittlich zwei Jahre dazu.

Die Liste ähnlicher Studien ließe sich beliebig lange fortsetzen. Aber in Wahrheit bestreitet kein ernst zu nehmender Gesundheitsforscher mehr, dass eine gelungene Partnerschaft mehr für die Gesundheit bringt als die Befolgung aller klassischen Gesundheitstipps zusammengenommen.

Joachim Bauer hat gute Erklärungen dafür. Der Mensch ist auf Gemeinsamkeit ausgelegt, schreibt er in seinen Büchern.

Im Visavis können wir uns besser erkennen, dafür gibt es im Gehirn eine ganze Batterie von Spiegelneuronen, mit denen wir Empfindungen des anderen so spüren, als wären es unsere eigenen.[65]

Wo Menschen füreinander da sind, findet außerdem immer auch eine Art Gesundheitscoaching statt. Partner haben ein Auge darauf, dass sich der jeweils andere nicht überfordert, und bieten, wenn nötig, Unterstützung an. Schon allein das abendliche »Wie war dein Tag, Liebling?« hat sich als höchst effizientes Anti-Stress-Programm erwiesen. Studien haben gezeigt, dass Paare, die in solchen Stunden Stress und Belastungen des Alltags abbauen, länger zusammenbleiben. In gut gehenden Partnerschaften findet zudem immer eine intensive Auseinandersetzung mit dem anderen statt. Das ist ein weiterer bedeutender Gesundheitsfaktor, wie zahlreiche Studien über Empathie und die Fähigkeit, für andere da zu sein, beweisen.

Dazu kommt selbstverständlich die ausgelebte Sexualität. Aber auch sanfte Massagen oder liebevolle Streicheleinheiten entspannen nicht nur die Haut, sondern führen auch zu einer massiven Ausschüttung von Glückshormonen, die nachweislich Auswirkungen auf den ganzen Organismus, die Gesundheit und die Lebenserwartung haben.

Beziehung
als Risiko

E in Allheilmittel ist die fixe Partnerschaft zweier Menschen allerdings keineswegs. Wo täglich die Fetzen fliegen oder gegenseitige Erniedrigung beziehungsweise nervtötendes Schweigen den Alltag dominiert, leidet nicht nur die Beziehung, sondern auch die Gesundheit. Einer der Ersten, die das auch wissenschaftlich nachgewiesen haben, war der amerikanische Beziehungsforscher John M. Gottman. In seinem Ehe-Labor, einer luxuriösen, mit Kameras und Mikrofonen ausgestatteten Dachwohnung in Seattle, hat er Paare wochenlang nicht nur beobachtet, sondern auch ihre Blutwerte gemessen. Dabei ließ sich nachweisen, dass glückliche Paare einen deutlich besseren Immunstatus hatten als jene, die einander neutral gegenüberstanden, und noch deutlicher als Paare, die miteinander unglücklich waren. Je erfüllender und harmonischer die Beziehung war, desto mehr weiße Blutkörperchen fanden sich im Blut und desto effizienter arbeiteten die Abwehrzellen, die Krankheitserreger oder Krebszellen vernichten. Sein pointierter Schluss aus der Studie: Würden Menschen nur einen Bruchteil der Zeit, die sie im Fitnessstudio oder beim Joggen verbringen, darauf verwenden, an ihrer Beziehung statt an ihrem

Körper zu arbeiten, würden sie dafür dreimal mehr für ihre Gesundheit gewinnen.[66]

Inzwischen wurden seine Entdeckungen vielfach bestätigt. Vor kurzem etwa vom Ehe- und Forscherpaar Janice Kiecolt-Glaser und Ronald Glaser von der Ohio State University. Sie untersuchten den Stresshormonspiegel und den Wundheilungsprozess verheirateter Paare. Bei jenen, die harmonisch miteinander auskamen und aufeinander eingingen, waren beide Werte stets besser. Wo der Haussegen dauerhaft schief hing, führte der unproduktive Stress zur Veränderung verschiedener Hormonwerte im Blut und deutlich schlechteren Immunwerten. Die Zusammenhänge waren so verlässlich, dass die Forscher nach zehnjähriger Beobachtung ihrer Paare nur aus der Blutanalyse eine Prognose für den Fortbestand der Ehe ableiten hätten können. Fast jedes fünfte Paar trennte sich während des Beobachtungszeitraums, natürlich aus den unterschiedlichsten Gründen. Dennoch war bei allen eine Gemeinsamkeit zu finden: Alle hatten erhöhte Adrenalin-, Noradrenalin- und Cortisolwerte.[67]

Der Volksmund wusste es immer schon: Eine unglückliche Liebe kann »das Herz brechen«. Wie oft das tatsächlich passiert, haben britische Wissenschaftler um Michael Marmot im Rahmen der zweiten Whitehall-Studie untersucht, in der bei rund 10.000 Mitarbeitern des öffentlichen Dienstes über ein Dutzend Jahre lang auch die Qualität der Paarbeziehungen regelmäßig unter die Lupe genommen wurde. Am Beginn der Untersuchung wählten die Forscher insgesamt 9000 Männer und Frauen aus, von denen keiner Anzeichen für eine Herzerkrankung aufwies. Als 2007 erste Ergebnisse veröffentlicht wurden, hatte sich bei 589 Teilnehmern eine Erkrankung der Herzkranzgefäße entwickelt.

Die Analyse der möglichen Ursachen dafür brachte nicht nur Erwartetes: Markanter als Cholesterinwert, Rauchen und Übergewicht war der klar nachweisbare Zusammenhang zwischen Herzgesundheit und Beziehungsqualität. Selbst wenn alle anderen Risikofaktoren aus den Ergebnissen herausgerechnet wurden, zeigte sich, dass unglückliche Partnerschaften tatsächlich oft das Herz brechen. Wer in einer belastenden Beziehung lebte, hatte ein um 34 Prozent erhöhtes Risiko, einen Herzinfarkt zu erleiden oder an Angina Pectoris zu erkranken.[68]

Eine Beziehung ohne Konflikte gibt es nicht. Gerade in der Ehe oder Partnerschaft fallen einige davon sogar in die Kategorie »leider unlösbar«. Wie Studien zeigten, streiten sich die meisten Paare auch vier Jahre nach einem erneuten Zusammenfinden häufig immer noch über die gleichen Themen und Anlässe.

Beziehungsforscher haben aber auch gezeigt, dass es für die Qualität einer Beziehung gar nicht so sehr darauf ankommt, ob und wie häufig gestritten wird, sondern wie die Konflikte ausgetragen werden. Wo pauschale Anklagen und untergriffige Verletzungen die Streitmuster prägen, halten die Partnerschaften selten lange. Wo Streit dagegen der Durchsetzung konkreter Bedürfnisse und der Artikulation von berechtigtem Ärger dient und die Konflikte überwiegend von beiden ohne gezielte Verletzung des anderen benannt werden, müssen auch die sprichwörtlichen fliegenden Fetzen eine Beziehung nicht gefährden.

Das zulassende Austragen von Konflikten ist sogar eindeutig positiv. Studien konnten zeigen, dass eine gepflegte Streitkultur nicht nur die Beziehung gesund hält, sondern auch die Partner. 17 Jahre lang hat sich der Psychologe Ernest Harburg von der Universität in Michigan die Konflikte von 192 Paaren angeschaut. Dabei teilte er seine Probanden in drei Kategorien ein, je nachdem ob beide, keiner oder einer der beiden Partner Ärger unterdrückte. Das 2008 veröffentlichte Resultat fiel eindeutig aus: In der Gruppe, in der beide Partner ihren Unmut übereinander hinunterschluckten, lag die Sterblichkeit im Beobachtungszeitraum bei 25 Prozent, bei allen Übrigen dagegen nur bei 12 Prozent.[69] Frauen und Männer tragen dabei in unterschiedlichem Ausmaß zum »tödlichen Schweigen« bei. Fast jeder dritte Mann gab den Studienautoren gegenüber zu, im Konfliktfall seine Gefühle lieber für sich zu behalten. Unter den Frauen fraß nur jede fünfte ihren Ärger regelmäßig in sich hinein.

Beziehung
als Heilmittel

B eziehungen zu anderen Menschen formen unsere innere Balance mit. Und Partner sind enorm wichtig, wenn es um die Bewältigung einer Krankheit geht, die ja oft Ergebnis einer fehlenden Balance ist.

Aber ich habe selbst erlebt, wie groß die Belastung einer Beziehung werden kann, wenn plötzlich die Diagnose einer schweren Erkrankung auf dem Küchentisch und im Ehebett liegt. Partner, Kinder und Eltern von schwer Erkrankten sind oft erheblich mitbetroffen. Wenn ein Lebenspartner unvermittelt droht, bald nicht mehr da zu sein, löst das manchmal Wut, immer Angst aus – auch wenn der Kranke sich selbst ja gar nicht entschieden hat, die Beziehung zu verlassen. Ich kenne Krebspatienten, bei denen ich den Eindruck habe, sie müssen nicht nur ihre eigene Problematik bewältigen, sondern auch noch ihre Partner trösten und therapieren. Für die Bearbeitung der eigenen Gefühle bleiben den Betroffenen da nicht mehr viele Ressourcen.

Die von der Krankheit Betroffenen wollen ihre Liebsten schonen und sehen die Angst in deren Augen. Sie wollen sie trösten und schweigen deshalb über ihre eigenen Gemütszustände. Aus dieser Vermeidungshaltung kann rasch Sprachlosigkeit werden. Mehr noch: Schwerkranke werden zu den Unberührbaren der modernen Zivilisation.

Dann kommen die Entscheidungen über die Therapien und die Belastungen und Komplikationen durch die Behandlungen. Der Mensch, den man so ganz liebt, ist nun nicht mehr ganz. Es gibt nicht wenige Beziehungen, die einer solchen Belastung nicht standhalten.

Verwunderlich ist, dass unser Medizinbetrieb so wenig unternimmt, um gerade in der Krise einer Erkrankung die Partnerschaft von Menschen zu stärken und den Angehörigen Hilfsmittel in die Hand zu geben, die Kraft der Beziehung für die Erhöhung von Heilungschancen zu nützen. Das Faktum, dass Beziehung ein hochwirksames Heilmittel ist, wird schlicht ignoriert.

Es gibt einige wenige Ansätze, Beziehung als Heilmittel in die Therapie Schwerkranker zu integrieren. Die Essener Psychologin Anna Paul hat mir von einem solchen Ansatz erzählt. »Sprechen Sie mit Wolfgang Maly«, hat sie mir empfohlen, als ich sie nach Menschen fragte, die schwere Krankheiten ohne medizinische Aussicht auf Heilung überstanden hatten. Wolfgang Maly ist dem Gesprächswunsch gerne nachgekommen und hat mir von solchen Menschen erzählt. Und diese Menschen erzählten mir dann von ihren Erfahrungen.

»Zärtlichkeit, Zuneigung und Liebe stärken meinen Körper. Diese Momente sind unheimlich schön, für mich und für meine Familie. Dadurch sind wir noch einmal mehr zusammengewachsen«, erzählt Markus Dietzler, Bankmanager aus Gießen. Er und seine Partnerin haben gelernt, gemeinsam zu meditieren. Sie legt ihm dabei die Hand auf Kopf und Hals und auf die Brust. Manchmal tut das auch Dietzlers elfjähriger Sohn. Dietzler hat Wolfgang Maly kennengelernt, nachdem er zum zweiten Mal eine verheerende Diagnose erhielt. »Als Banker war ich der Meditation gegenüber skeptisch, ich habe ja nur an Zahlen geglaubt. Aber schon nach zwei Monaten habe ich irgendwie gespürt, dass es mir besser geht. Ich fühle beim Meditieren eine Art Helligkeit, die Tumorstelle wird irgendwie warm, es kribbelt ein wenig.«

Im April 2012 wurde bei Markus Dietzler Zungenkrebs entdeckt. Der Tumor wurde vollständig herausoperiert, es folgten Strahlen- und Chemotherapie in höchsten Dosen. Dann schien alles stabil zu sein. Im Januar 2013 fanden die Ärzte einen neuen, jetzt fünf mal sechs Zentimeter großen Tumor, der auf Stimmbänder, Luft- und Speiseröhre drückte und extreme Schmerzen bereitete. Diesmal wurde eine Operation ausgeschlossen, auch mit der Chemo ließ sich der Tumor laut den Ärzten höchstens aufhalten, aber nicht mehr beseitigen. Also entschied sich Dietzler gegen die Chemotherapie. Und schrieb sein Testament.

Zufällig hörte er von Wolfgang Maly und fuhr mit seiner Frau zu dem Meditationslehrer nach Bayern. Seitdem meditieren er und seine Partnerin jeden Tag. Und wenige Monate später gab es einen überraschenden neuen Befund: Das CT zeigt nur mehr einen minimalen Resttumor.

Jennifer Mönnich aus einem kleinen Ort in der Nähe von Bremerhaven erhielt im Dezember 2010 die Diagnose Brustkrebs mit sechs Metastasen in der Leber. »Man macht sich mit dem Schlimmsten vertraut und denkt, man ist in einem falschen Film. Die Ärzte sagen einem, man kann nichts mehr machen, dann ist es so, dass da keine Tür mehr aufgeht«, erzählt die Mutter eines damals achtjährigen Jungen. Ihr Vater hat sie dann auf die Maly-Meditation aufmerksam gemacht, und sie hat mit ihrem Mann die Partner-Meditation erlernt. »Ich kam nach Hause und hatte das Gefühl, ich wäre gesund, also wirklich, mir ging es immer gut. Dann habe ich 14 Chemotherapien bekommen, jeden Donnerstag. Und durch diese Meditation ging es mir immer gut, ich konnte nach einer Chemotherapie Bäume ausreißen.«

Nach sechs Monaten waren der Haupttumor und die Metastasen so verkleinert, dass sie operiert werden konnten. »Ich bin jetzt seit über zwei Jahren komplett gesund. Meine Blutwerte sind gut, es ist nichts mehr zu finden.« Die Partner-Meditation, ist Frau Mönnich überzeugt, hat ihr die Kraft gegeben: »Man sitzt da, man fühlt sich so aufgehoben. Man soll sich halt vorstellen, dass dieses heilende Licht in einem fließt. Ich hab mir dann nur gedacht, die kranken Zellen werden jetzt eingeengt, die gesunden Zellen, die brauchen Platz, die breiten sich jetzt aus. Manchmal kam unser kleiner Sohn dazu und hat auch noch seine Hände draufgehalten, das war ein unbeschreiblich schönes Gefühl, wenn man mit seiner Familie zusammen meditiert.«[70]

Waldemar Uhl, der Chefchirurg des St. Josef-Hospitals in Bochum, schickt immer wieder Patienten zu Wolfgang Maly. Er ist auf Bauchspeicheldrüsenerkrankungen spezialisiert. »Patienten mit Krebs der Bauchspeicheldrüse haben eine sehr schlechte Prognose. Wir wissen ja, in vielen Familien, nach all den Jahren der Ehe, gibt es nicht mehr so die enge Beziehung, und wenn eine Tumorerkrankung aufgetreten ist, das ist ja wie eine Wand, die vor dem Patienten hochgeht, und es besteht sehr viel Gesprächsbedarf. Viele ziehen sich zurück und denken, mit der Schulmedizin allein kann ich den Weg gehen, aber der ist falsch, denke ich.« Für einen Chirurgie-Professor sind das sehr ungewöhnliche Aussagen. Und sie haben Herrn Uhl schon heftige Kritik eingebracht. »Das ist komplementär, also ergänzend zur Schulmedizin«, erklärt der Chirurg. »Aber in Deutschland kann man darüber nicht vernünftig diskutieren, weil man dann in die Esoterik-Ecke katapultiert wird. Da tun sich andere Länder leichter, wie England oder die USA. Da gibt es auch in großen Krebszentren Integrative Medizin, das heißt, die Schulmedizin arbeitet mit den komplementärmedizinischen Methoden zusammen, um ein ganzheitliches Konzept zu bieten.«[71]

Uhl betreut seine Krebspatienten weiter und hat einen guten Überblick über ihr Schicksal: »Ich habe viele meiner Patienten zu Maly geschickt, immer wieder wurden Patienten schmerzfrei, Tumoren bildeten sich zurück oder stagnierten in ihrem Wachstum. Patienten, die nur der Schulmedizin vertrauten, haben eine schlechtere Prognose. Mittlerweile bin ich überzeugt davon, dass durch Malys Begleitbehandlung etwas angestoßen werden kann, was mit keinem Medikament zu schaffen ist.«

St.-Josef-Hospital Bochum, Klinikkapelle. Gut sechs Dutzend Menschen betreten langsam den stillen, eher schlicht eingerichteten Raum. Als sie auf den bequemen Sesseln Platz nehmen, fällt auf, dass fast alle zu zweit sind.

Nach einiger Zeit des ruhigen Zuwartens kommt Wolfgang Maly und setzt sich vor die Wartenden. Er beginnt ruhig über seine Meditation zu erzählen. Während der Meditation legt der

Partner dem Patienten die Hände auf, und dieses Handauflegen habe eine besondere Bewandtnis: »Derjenige, der die Meditation macht, fühlt sich dadurch berührt und geborgener.« Gerade bei Patienten, die schwer krank sind, sei das wichtig, denn die seien in unserer Gesellschaft die »Unberührbaren«. Viele Patienten, die etwa Krebs haben, müssen erleben, dass Menschen auf Abstand gehen. »Wenn nun aber Ihr Partner der Heiler wird, kann einmal der eine und dann der andere die Hände auflegen und meditieren. Das ist eine Partnermeditation, in der man sich gegenseitig einmal am Tag diese 20 Minuten nimmt, um sich an diese Kraft anzuschließen. Und Sie werden sehen, in Ihrem Leben verändert sich wirklich alles zum Positiven.«

Maly holt eine Frau, die keinen Partner mithat, zu sich, setzt sich seitlich hinter sie und beginnt ihr die Hände aufzulegen, er beginnt am Kopf, eine Hand bewegt sich über den Rücken, die andere über das Herz zum Sonnengeflecht. »Sie fangen jetzt einfach an, ganz ruhig in sich hineinzuatmen. Denn nur dieser Augenblick zählt. Schließe deine Augen, öffne die Hände zu einer Schale und stelle dich offen, dem Licht zugewandt, wie eine Mohnblüte. Sei dir bewusst, dass nur dieser Augenblick zählt.«

Dann spricht er eine Art Gebet: »Du brauchst gar nichts zu tun. Beobachte nur deinen Atem. Gottes Geist ist Lebensodem, Licht und Leben. Im Einatmen strömt das Licht des neu machenden Geistes in dich ein. Im Ausatmen lässt du das Licht durch deinen ganzen Körper strahlen. Gottes Licht überflutet alle Elemente deines Körpers. Wie ein Kleid breitet es neues Leben aus. Beobachte nur deinen Atem und löse dich von deinen Gedanken. Falls Gedanken nicht schweigen, sprich das Wort Licht ihnen zu. Folge nur dem Atem und dem, was er in dir bewirkt. Fühle, was in dir geschieht, und lasse es einfach geschehen. Du hast alles, was du brauchst. Du bist offen für das Licht, das Gottes Geist in dir heilend lenkt.«

Danach bleibt er ruhig mit seinen Händen an der Patientin, manchmal verändert er leicht seine Position. Alle Paare sitzen ähnlich, und die Hände des einen wandern über den Körper des anderen. Es sind Mütter und Töchter, Ehepaare, Freundinnen, Töchter und Väter, manche sind von ihrer Krankheit gezeichnet. In den Bewegungen und Gesichtern entwickelt sich bald eine Innigkeit, wie ich sie so selten gesehen habe.

Nach etwa einer halben Stunde löst Maly die Meditation auf. Dann erzählt er mir, wie er zu seinem Meditationskonzept mit Licht-Vorstellung, Handauflegen und Gebeten gekommen ist: »Ich bin gelernter Krankenpfleger und konnte nach einer schweren Erkrankung des Rückenmarks kaum noch gehen. Die Ärzte machten mir keine Hoffnung. Da begann ich zu beten. Ich stellte mir vor, dass mir Gott ein heilmachendes Licht schickt, das in mein Rückenmark fließt. Nach einigen Wochen spazierte ich aus der Reha-Klinik. Und entwickelte meine Methode, die alle selbst auch mit ihren Partnern anwenden können.«[72]

Maly hinkt immer noch erkennbar, aber er hat seine Krankheit weitgehend besiegt. »Die Ärzte haben gesagt, das regeneriert sich auch nicht, weil ein geschädigtes Rückenmark kann sich nicht regenerieren. Und da habe ich gesagt, gut, auch wenn ihr das sagt, bei mir regeneriert sich das«, erzählt er, und immer noch zittert in seiner Stimme ein wenig Emotion. Er habe von Lichtvisualisierungen gelesen und dann »habe ich mir gedacht, wenn ich mir einfach vorstelle, dass in meinem Rückenmark Licht fließt, und das Ganze mit einer Gebetsmeditation verbinde, weil ich ja christlich geprägt bin, habe ich dann einfach dafür gebetet, dass dieses Licht in mein Rückenmark fließt und dieses Rückenmark ausleuchtet. Ich habe einfach in Gedanken mein Rückenmark stimuliert.« Das Handauflegen sei dann dazu gekommen, weil er selbst sich beim Meditieren intuitiv die Hand auf sein Sonnengeflecht gelegt und dabei die beruhigende Wirkung gespürt habe. Und damit der Partner aktiv einbezogen werden kann.

Erfolgsberichte von Menschen, die diese Partner-Meditation praktizieren, gibt es inzwischen so viele, dass zwei Kliniken mit kontrollierten Studien begonnen haben, die den Effekt der Meditation wissenschaftlich messen sollen. Maly ist überzeugt, dass das Konzept mit jeder Lebenseinstellung kompatibel ist. Er hat mir, einem Agnostiker, auch die Hände aufgelegt und dabei eine Art konfessionslose Gebete gesprochen.

Unser
Vor-Leben

Jedes Kind kommt mit zwei wichtigen Grunderfahrungen auf die Welt, die fest in seinem Gehirn verankert sind: Das ist einerseits die Erfahrung engster, vertrauter Verbundenheit und andererseits die Erfahrung, aus dieser Sicherheit bietenden Verbundenheit heraus immer wieder neu über sich hinauswachsen zu können«, sagt Gerald Hüther. Der Neurobiologe an der Uni Göttingen stammt aus der DDR und floh Anfang der 1970er-Jahre in den Westen. Er hat sich 2005 aus dem Forschungsbetrieb ausgeklinkt und dadurch die Möglichkeit gewonnen, aus der Vogelperspektive das rasch wachsende Wissen seiner Kollegen aufzunehmen und in gültige Formulierungen zu gießen. Ich habe Hüther 2012 persönlich kennengelernt, als ich ihn – als Krebspatient und Journalist – für den Film »Wunder Heilung« interviewte. Gehirn braucht Erfahrungen, sagt Hüther, und es organisiert sich selbst. »Das aus dieser Erfahrung entstehende Vertrauen bildet die Grundlage für die enorme Offenheit und Lernfähigkeit, für die Entdeckerfreude und Gestaltungslust, mit der sich alle Kinder auf den Weg machen.«

Wie gravierend die soziale Erfahrung für die Entwicklung des Immunsystems ist, hat ein Forscherteam um die Epidemiologin Elizabeth A. Shirtcliff in den USA untersucht.[73] Sie wählten dazu eine Infektion, welche die meisten Menschen haben, ohne es zu merken. Das Herpes-simplex-Virus tragen fast alle in sich. Nach der Erstinfektion verbleibt das Virus im latenten Ruhezustand lebenslang im Körper. Von einem gesunden Abwehrsystem wird es meist vom Körper unter Kontrolle gehalten. Lediglich bei Stress und einer geschwächten Immunabwehr kann die Aktivität des Virus nicht zurückgehalten werden, was meist zum Auftreten von Fieberblasen führt, gelegentlich auch zu schwereren Erkrankungen wie der Gürtelrose. Die Übertragung erfolgt über Speichelkontakt und Schmierinfektion und so »erwerben« häufig bereits Säuglinge und Kinder das Virus durch das menschliche Umfeld. Der Körper reagiert, indem er verstärkt Antikörper produziert.

Das Forscherteam untersuchte, ob bei Jugendlichen, die unter ungünstigen Bedingungen aufgewachsen sind, Veränderungen in der Immunregulation festzustellen sind und ihre Antikörperkonzentration erhöht ist. Dazu wurden drei Gruppen gebildet: Die erste Gruppe mit 41 Teilnehmern hatte einige Zeit in rumänischen, russischen oder chinesischen Waisenhäusern verbracht, bevor sie von US-Familien adoptiert wurden und den Rest ihrer Kindheit in einer entwicklungsfreundlichen Umgebung verbringen konnten. Die zweite Gruppe bestand aus 34 Personen. Sie waren als Kinder von ihren Familien misshandelt oder vernachlässigt worden. Nach Interventionen der Behörden blieben die Kinder in ihren Ursprungsfamilien und lebten unter den schwierigen Verhältnissen weiter. Eine dritte Vergleichsgruppe von 80 Jugendlichen war wohlbehütet und unter »normalen« familiären Bedingungen aufgewachsen.

Der Herpes-simplex-Antikörperspiegel war sowohl bei den ehemaligen Heiminsassen als auch bei den körperlich misshandelten Teilnehmern höher als bei den mit funktionierender Bindung und Beziehung aufgewachsenen Kindern. Das hatten die Forscher erwartet. Überraschend war hingegen, dass die Werte bei den »Heimkindern« sogar etwas höher waren als bei der körperlich misshandelten Gruppe. »Die Kinder mussten ihr Leben unter ungünstigen Bedingungen beginnen, nun sind sie herangewachsen und haben teilweise über ein Jahrzehnt in einer beständigen und liebevollen Umgebung verbracht. Dennoch ist ihr Immunsystem angeschlagen und beeinträchtigt. Letztlich unterscheidet sie nichts von den körperlich misshandelten Kindern«, sagt Studienautorin Shirtcliff. Alle anderen möglichen Ursachen für den Unterschied wie Erkrankungen, Lebensstil etc. wurden sorgfältig untersucht, kamen aber als Erklärung nicht in Betracht.

Die erhöhte Antikörperkonzentration bei den beiden vorbelasteten Gruppen zeigt, dass das Immunsystem der Jugendlichen ständig versucht, das Virus davon abzuhalten, vom Ruhezustand in ein aktives Stadium überzugehen. Das Immunsystem agiert so, als ob die Jugendlichen noch immer andauernd unter Stress stünden. Die veränderte Immunreaktion resultiert also nicht aus gegenwärtigen, sondern aus frühen problematischen Erfahrungen.

Auch Forscher am Münchner Max-Planck-Institut für Psychiatrie haben sich mit dem Thema befasst, wie sehr emotionale Erfahrungen dafür verantwortlich sind, ob wir rascher krank werden. Sie entdeckten bei schwer traumatisierten Kindern spezielle Defekte an Genen, die sonst das Erbgut vor Schäden schützen. Die Variante des Gens, die bei den Kindern nach schweren Misshandlungen gefunden wurde, führt dazu, dass sich die Konzentration des Stresshormons Cortisol nicht mehr regulieren lässt und die Kinder besonders heftig auf jeden Stress reagieren. »Unsere Daten deuten darauf hin, dass Kinder, die früh misshandelt, missbraucht oder emotional vernachlässigt wurden, anfälliger für Depressionen, bipolare Störungen oder Drogenabhängigkeit, aber auch für psychosomatische Beschwerden sind«, sagt die Neurowissenschaftlerin Elisabeth Binder.[74] Aber sie betont auch: Diese epigenetischen Veränderungen lassen sich in einem entsprechenden Umfeld auch wieder rückgängig machen.

Wenn wir Menschen also nicht schon sehr früh Bindung, Geborgenheit und Vertrauen erleben, nimmt unser Immunsystem Schaden, Krankheiten haben in der Folge größere Chancen. Mehr noch: Auch das, was wir im Mutterleib erfahren haben, ist mitentscheidend für unsere Fähigkeit, lange gesund zu bleiben. »Vieles spricht dafür, dass wir den spannendsten Teil schon hinter uns haben, wenn wir auf die Welt kommen«, hat mir Gerald Hüther, Hirnforscher und Streiter für die menschengerechte Behandlung der Kinder, Einblicke in die embryonale Entwicklung des Gehirns gegeben. Schon vergleichsweise kleine Störungen können den Embryo beeinträchtigen.

Der amerikanische Forscher Barry Levin hat nachgewiesen, dass auch der Stoffwechsel der Kinder schon im Mutterleib programmiert wird: Bei Müttern, die während der Schwangerschaft einen latenten Diabetes entwickeln, kommt es zu ständigen Schwankungen des Blutzuckerspiegels. Diese Schwankungen sind auch im Blut, mit dem die Embryos versorgt werden, festzustellen. Das hat zur Folge, dass sich die für die Regulation des Blutzuckerspiegels verantwortlichen Nervenzellgruppen im Hypothalamus des Embryos nicht auf einen bestimmten »Sollwert« einstellen können. Kinder, die von solchen Müttern geboren werden, kommen dann mit einer »Anlage« für die Herausbildung eines Typ-2-Diabetes zur Welt, ihre Nahrungsaufnahme wird nur unzureichend durch die hypothalamischen Zentren des Gehirns reguliert. Sie werden deshalb allzu leicht übergewichtig.[75]

Im Projekt »Ice Storm« begleiten kanadische Wissenschaftler in einer Langzeituntersuchung knapp 100 Kinder, die während eines 40-tägigen Stromausfalls im Winter 1998 in Quebec zur Welt kamen und deshalb vor der Geburt erhöhtem Stress ausgesetzt waren. Der Wintersturm hat in einer ganzen Region fast sechs Wochen lang die Reparatur der durch Eis zerstörten Stromleitungen verhindert, mehr als eine Million Menschen blieb für diese Zeit ohne Strom, Infrastruktur, öffentlichen Verkehr und manchmal auch ohne Heizung. Erste Tests ergaben nun, dass die Kinder im Alter von sechseinhalb Jahren niedrigere kognitive und sprachliche Leistungen zeigten als ihre unbelasteten Altersgenossen. Sie sind auch körperlich weniger gut entwickelt, haben mehr motorische Probleme, ihr Intelligenzquotient ist geringer.[76]

Forscher von der Harvard University in Cambridge werteten die Daten von 50.000 Frauen zu ihrer Lebensgeschichte, ihrer Gesundheit und der ihrer Kinder aus. Dabei zeigte sich, dass die Kinder von Müttern, die in ihrer Kindheit selbst Opfer von Misshandlung und Missbrauch geworden waren, dreimal so häufig an Autismus leiden wie andere. Die Forscher vermuten als Ursache Veränderungen im biologischen System der misshandelten Frauen.[77]

Was all diese Forschungsergebnisse auch zeigen: Erlebnisse, Emotionen und Eindrücke formen offenbar unsere Fähigkeiten, mit geistigen und körperlichen Herausforderungen fertigzuwerden. »Wir wissen, dass bei Menschen, die traumatisiert wurden, also Gewalt erlebt haben, die Angstzentren sensibler werden, dass sie stärker ansprechen. Und wir wissen, dass bei schwer traumatisierten Menschen auch degenerative Veränderungen im Bereich der Gedächtniszentren, im Bereich des sogenannten Hippocampus passieren«, erzählt mir Joachim Bauer, der zweite große Nachdenker unter den Neurobiologen im deutschen Sprachraum. Länger anhaltende Angst wiederum schwächt das Immunsystem. Veränderungen des Gehirns, die durch die Erfahrung schwerer Gewalt erzeugt werden, hinterlassen lang anhaltende Spuren. Der große amerikanische Psychologe William James hat die Spuren, die Gewalt im Gehirn hinterlässt, schon vor 100 Jahren als Narben bezeichnet. »Und wir wissen heute, dass er recht hatte, dass schwere Gewalt, die Menschen erleben, solche Narben, also Veränderungen im Gehirn hinterlassen, die auch das Gefühlsleben verändern«, weiß Joachim Bauer.

Aber der Gehirnforscher, der seit Jahren neben seiner Tätigkeit als Publizist an der Psychosomatischen Abteilung der Universitätsklinik Freiburg Patienten betreut, weiß auch, dass es Auswege gibt. »Therapien, die wir heute posttraumatischen Belastungspatienten anbieten, können erfolgreich sein.« Allerdings dauern sie sehr lange, weil diese Narben lange brauchen, um wieder auszuheilen.

Eingangs habe ich beschrieben, dass die Menschen in den skandinavischen Staaten nur rund zwölf Jahre ihres Lebens krank verbringen müssen, während in Deutschland und Österreich der Durchschnittsbürger 20 Jahre seines Lebens krank ist. Auch der Umgang mit Kindern kann einen Teil der Erklärung dafür ausmachen: Während 14 Prozent der schwedischen Eltern bei Befragungen angeben, »leichte Ohrfeigen« zu verteilen, liegt dieser Anteil in Österreich mit 50 und in Deutschland mit 43 Prozent deutlich über dem schwedischen Niveau. Noch deutlicher sind die Unterschiede bei den bewussten körperlichen Züchtigungen: In Schweden geben vier Prozent der Eltern an, ihren Kleinen »mit der Hand den Po zu versohlen«, in Österreich tun das 16 und in Deutschland 17 Prozent.[78]

Kränkungen
am Arbeitsplatz

Joachim Bauer hat auf seine fundierte und klare Art darge-
stellt, was Arbeit für uns bedeutet[79]: Indem wir arbeiten, begegnen wir der Welt gleich auf drei Arten.

Zum einen begegnen wir der äußeren Welt, der Natur, beziehungsweise dem, was davon noch übrig ist.

Die zweite Begegnung ist die mit uns, mit unseren Potenzia-
len, Möglichkeiten und Grenzen.

Und wir begegnen einem sozialen Umfeld, unserem wohl
bedeutendsten Lebenselixier.

Diese drei Dimensionen der Arbeit können uns sowohl gesund erhalten als auch krank machen. Es ist jedenfalls nicht das
»zu viel«, was die Arbeit zum Krankmacher werden lässt, wie
wir das Jahr für Jahr hören und lesen, obwohl die Arbeitszeit
eigentlich weniger wird. Und es ist auch nicht »der Stress«,
denn der kann ja auch nützlich und lehrreich sein.

Joachim Bauer beschreibt den neurophysiologischen Hintergrund und macht anschaulich, welche Voraussetzungen es
braucht, damit Arbeit Spaß macht und gesund ist: Der menschliche Organismus sehnt sich nach guten Gefühlen. Die sind
aber nur zu haben, wenn das Motivationssystem im Gehirn

den dafür vorgesehenen Cocktail aus dem aufmöbelnden Dopamin, den schmerzlindernden Wohlfühlstoffen der Opioide und dem Vertrauenshormon Oxytocin ausschüttet. Und das geschieht vor allem dann, wenn uns von anderen Menschen Wertschätzung, Anerkennung, Sympathie oder Liebe entgegengebracht wird. Geschieht das bei der Arbeit, wird aus der Arbeitsbelastung kaum jemals Dauerstress. Geschieht das nicht, können uns schon Kleinigkeiten aus der Bahn werfen – und krank machen.

Die früher oft gehegte Annahme, dass hauptsächlich schwere Schicksalsschläge im Nervenkostüm nicht mehr wiedergutzumachende Spuren hinterlassen, hat sich in vielen Untersuchungen nicht bestätigt. Zwar zeigte sich, dass der Tod eines geliebten Kindes, Trennung, Scheidung, Jobverlust, Arbeitsplatzwechsel neben psychischen immer auch körperliche Auswirkungen haben und diese umso größer sind, je häufiger solche Zäsuren in der Biografie zu finden sind. Insgesamt aber sind die Unterschiede im Vergleich mit anderen Menschen, denen solche Belastungen erspart blieben, nicht so groß wie zunächst angenommen – offenbar sind Menschen ganz gut ausgestattet, um solche Groß-Katastrophen halbwegs unbeschadet zu überstehen. Studien, die zeigen, dass diese Unterschiede gering sind, wurden und werden von Hardcore-Schulmedizinern gerne als Belege ins Treffen geführt, dass die Psyche auf Krankheiten kaum Einfluss habe.

Viel gravierender aber, das zeigen Ergebnisse der neueren Stressforschung, wirkt sich die Summe der vermeintlich kleinen, alltäglichen Belastungen aus, wenn die positive Rückkoppelung auf das Motivationssystem unzureichend ist. Weil das

Arbeitsleben nicht nur einen großen Teil unseres Tages füllt, sondern auch wesentlich zur Identität und Sinnfindung beiträgt, ist es inzwischen auch von Stressforschern gut untersucht. Und die Ergebnisse zeigen, dass viele Alltagsereignisse fast unbemerkt erhebliche und andauernde Stressreaktionen verursachen können.

»Alltagsereignisse, die emotional bedeutsam sind, beschäftigen die Menschen über einige Tage sowohl psychologisch als auch immunologisch«, erzählt der Innsbrucker Psycho-Neuro-Immunologe Christian Schubert von seiner Arbeit. Schubert ist einer der wenigen Forscher, die sich besonders genau und über einen langen Zeitraum mit den Auswirkungen von Belastungen im Alltag auf das Immunsystem beschäftigen. Er hat Patienten, die an Autoimmunerkrankungen leiden, über Monate begleitet. Täglich füllten diese einen Fragebogen über ihren Alltag, die Empfindungen und Gedanken dabei aus und maßen zweimal am Tag mit einem Teststreifen im Harn den Neopterin-Wert, einen Indikator für die Lebendigkeit des Immunsystems. Einmal in der Woche führten Schubert oder psychologisch geschulte Mitarbeiter ein strukturiertes Tiefeninterview. Dabei fanden sie heraus, dass Fragebogen für die Messung von psychischen Belastungen offenbar ein recht ungenaues Instrument sind. Manche »kleinen« Alltagsereignisse, die im Fragebogen von den Probanden gar nicht angegeben wurden, haben sich im Gespräch als sehr belastend herausgestellt. »Wir konnten mit diesen langen Gesprächen sehen, dass in der Bewältigung ›kleiner‹ Alltagsereignisse die Emotionalität, die emotionale Welt einer ganzen Person steckt.«[80] Bedeutungsvolle Stressoren waren etwa ein verpatzter Weihnachtsabend, schwierige Beziehungen in der Familie, Lärm am Arbeitsplatz, schlecht ausgetragene Konflikte mit Vorgesetzten, Belästigungen durch Handwerker oder Belastungen durch Schulden.

Interessant war auch, dass das Immunsystem auf solche Belastungen in sehr unterschiedlichem Tempo reagierte. »Die Zeitverzögerungen zwischen den psychologisch relevanten Ereignissen und den Immunreaktionen ziehen sich über Tage«, erzählt Schubert. Manchmal waren die Entzündungsmarker erst vier oder fünf Tage nach einem belastenden Ereignis deutlich erhöht.

Schubert weiß auch um die positive Seite dieser Erkenntnisse: »Umgekehrt konnten wir auch zeigen, dass Ereignisse, die positiv wahrgenommen werden, das Immunsystem stärken. Da kam es dann nach einigen Tagen zu einem Rückgang der Entzündungen.«

»Immunologisches
Burn-out«

Dass Einsamkeit und Isolation dem Menschen nicht zuträglich sind, war mir im Prinzip bekannt. Dass sich Einsamkeit aber viel stärker auswirkt, als allgemein angenommen, hat mir Sarah Gehlert nahegebracht. Die Epidemiologin gehört zum Forscherteam des »Institute for Mind and Biology« an der Universität in Chicago. Ich besuche sie im Jahr 2012 für Dreharbeiten zu meinem ersten Film über Heilung.

Sie fährt mit mir durch die Außenbezirke der Metropole, wo die Finanzkrise Spuren hinterlassen hat, die denen eines Flächenbombardements ähneln: Geschätzt jedes zehnte Haus steht leer, manche sind Brandruinen, andere bereits ohne Fenster oder mit zugenagelten Fensterhöhlen, wie im Bürgerkrieg. Mit dem Platzen der Immobilienblase haben hier viele Menschen ihr Zuhause verloren, und es gibt keine staatliche Infrastruktur, die verhindert, dass die Drogenszene Schritt für Schritt die Häuser für ihre Zwecke nutzt. Die Gegenden heißen »food deserts«, weil wegen der hohen Kriminalität über Kilometer keine Geschäfte mehr offen haben. Lediglich einzelne kleine Drugstores bieten Zigaretten und Kleinkram an, den sie über schmale Schlitze im Gitter verkaufen, durch die man gerade durchgreifen kann. Ich kenne solche Käfigläden bisher nur aus den Favelas in Nicaraguas Hauptstadt Managua, angeblich einem der unsichersten Plätze der Welt.

Die Forscherin mit dem Selbstbewusstsein eines Sprosses aus gutem Hause und sehr lebendigem sozialem Engagement erzählt, was sie hierhergeführt hat: »Schwarze Frauen in Chicago sterben um 68 Prozent häufiger an Brustkrebs als weiße.« Sie leiden häufiger an sogenannten »triple-negative tumors«. Den Zellen dieser Tumoren fehlen auf der Oberfläche Rezeptoren für Östrogen, Progesteron, und das Krebsmedikament Tamoxifen wirkt daher nicht. Deshalb sind die Aussichten der Patientinnen schlechter als bei weißen Frauen. Die Tumoren kommen bei diesen Frauen auch früher, meist vor der Menopause, und sind aggressiver.

Die konventionellen medizinischen Forscher halten dies für die Folgen eines Gendefekts. Aber Sarah Gehlert wollte dahinterkommen, was diese Gen-Variante verursacht: »Als wir die Lebensumstände analysierten, zeigte sich, dass Afroamerikanerinnen oft in Bezirken mit vielen leer stehenden Häusern wohnen – und dass diese Frauen Veränderungen im Stoffwechsel hatten.«

Die Forscherinnen des Mind-Biology-Instituts beschlossen, der Sache auf den Grund zu gehen. Gehlerts Kollegin Martha McClintock startete eine aufwendige Versuchsreihe mit genetisch identen Laborratten, und Sarah Gehlert analysierte die Lebensbedingungen der Brustkrebs-Opfer.

»Ich habe mir die Bezirke von Chicago angeschaut. Besonders benachteiligt ist South Chicago, zu den schlimmsten Vierteln gehören Englewood und Kenwood, dort haben die Obamas gearbeitet, bevor sie in die große Politik gewechselt sind«, erzählt sie, während wir durch Englewood fahren, eines der Symbole der durch das Finanzkapital produzierten Entzivilisierung.

Gehlert und ihr Team erfassten alle Frauen, die in diesen Vierteln gerade die Diagnose Brustkrebs erhalten hatten. Vier von fünf sagten zu, an der Studie teilzunehmen. Die Frauen wurden interviewt. »Wir haben die Gegend um die Wohnblocks der Frauen angeschaut. Wir haben verzeichnet, wie viele Häuser leer stehen, oder ob Fenster und Türen gar vernagelt sind (›boarded up buildings‹). Wir gehen davon aus, dass leere Grundstücke und boarded up houses in der Nacht unheimlich sind, diese Plätze werden zu Knotenpunkten der Drogenkriminalität, sie behindern die Mobilität der Frauen. Es ist für sie unsicher, nachts auf die Straße zu gehen. Sie werden Gefangene in ihrer eigenen Wohnung. Sie bekommen keinen Besuch, sie können selbst niemanden mehr besuchen. Hier gibt es enorme soziale Isolation. Und das ist ein starker Stressfaktor«, fasst Gehlert zusammen.

Die Interviews wurden mit Geduld geführt, denn anfangs sagten fast alle Frauen, dass sie sich nicht gestresst fühlten. Mit einem der üblichen Fragebogen hätte das Forscherteam wohl nichts herausgefunden. Befragte man die Frauen aber genauer über ihr Leben, war zu erfahren, dass sie das Haus bei Dunkelheit nicht mehr verließen. Und dass sie nachts mit einem Ohr immer an der Tür waren und schlecht schliefen.

Zur Untersuchung des Stresszustands wurden die Frauen gebeten, viermal pro Tag einen kleinen Schwamm zu kauen und auszuspucken; im Speichel konnten die Forscherinnen den Level des Stresshormons Cortisol messen – ein Hinweis auf das aktuelle Stressniveau. Normalerweise fällt und steigt der Cortisol-Spiegel im Tagesverlauf. Doch hier stellten Gehlert und ihre Kolleginnen fest: Zwei Drittel der Brustkrebs-Patientinnen hatten keinen Cortisol-Zyklus mehr – der Hormonspiegel bleibt einfach den ganzen Tag über gleich, sie nannten sie die Flatliners oder Frauen im »immunologischen Burn-out«. »Wir gehen davon aus, dass diese Frauen unter Dauerstress leiden, deshalb ist ihr Stresssystem beschädigt. Das wiederum hat Einfluss auf entzündliche Prozesse im Körper«, so Gehlert.

Martha McClintock wiederum untersuchte, wie sich Isolation auf das Krebswachstum bei Mäusen auswirkt. »Wir haben die Tiere der Isolation ausgesetzt, sie mussten allein leben, konnten aber durch die Plastikwand die anderen Tiere sehen«, erzählt sie. Diese Mäuse bekamen viel früher Brustkrebs, ihre Lebenserwartung war um 40 Prozent geringer und die Krebssterblichkeit wesentlich höher als bei den Mäusen, die in Gruppen lebten. Und der Krebs wuchs bei den isolierten Tieren achtmal schneller. Damit konnte sie nachweisen, dass die Stresshormone unmittelbar am Krebsgeschehen beteiligt sind.

»Meine Hypothese ist, dass Stresshormone die Funktion der Gene im Hirngewebe beeinflussen«, erzählt McClintock in ihrem Hochsicherheitslabor, in das wir nur über vier Sicherheitstüren kamen, die sie persönlich mit ihrem Fingerabdruck öffnete. Und sie fand in den Zellen der gestressten Tiere tatsächlich Gendefekte, in den genetisch identischen Tieren, die in Gruppen lebten, dagegen nicht. »So konnten wir den Einfluss der sozialen Umwelt und seine Herausforderungen auf das Individuum und in der Folge über das Hormonsystem bis zum Zellkern beobachten, und dort vor allem auf die DNA.«

»Menschen, die isoliert leben, sterben tatsächlich früher. Aber bisher wussten wir nicht, wie das genau passiert, wie die soziale Umwelt unter die Haut kommt und den Körper verändert«, resümiert Gehlert. Der Tag in den food deserts geht allmählich zu Ende, in den scheinbar unendlichen Straßen der Chicagoer Vororte sind seit ein paar Minuten vom Auto aus keine Ruinen mehr zu sehen. »Jetzt können wir sehen, wie eng der Zusammenhang ist. Wir haben herausgefunden, wie Lebensumstände den Körper verändern und damit eine höhere Sterblichkeit verursachen, in diesem Fall an Brustkrebs.«

Ich werde diese Reise in die USA lange in Erinnerung behalten. Ein Wirtschaftssystem zerstört die Lebensbedingungen, ganze Stadtviertel werden dezivilisiert, und die Menschen werden krank.

Empathie
hilft heilen

Warum leiden wir förmlich mit, wenn wir sehen, dass sich jemand die Hand in der Autotür einklemmt? Warum empfinden wir unweigerlich Mitleid, wenn wir in den Nachrichten Menschen auf den Philippinen sehen, die alles verloren haben? Grundlage für unsere spontanen Reaktionen ist Empathie – die Fähigkeit zum Einfühlen und Nachempfinden der Erlebnisse, Haltungen und Gefühle anderer. Durch sie können wir menschliche Beziehungen aufbauen und erhalten. Sie ist eine Voraussetzung für moralisches Handeln und wird bereits von Kleinkindern an den Tag gelegt. Empathie gehört zu den grundlegenden menschlichen Eigenschaften, und seit der Entdeckung der Spiegelneuronen wissen wir auch, dass sie als Funktion im Gehirn mit speziellen Nervenzellen angelegt ist.

In der tiefenpsychologisch orientierten Psychotherapie werden die empathischen Fähigkeiten des Klienten und Therapeuten schon lange gezielt genutzt. »Die im Therapeuten durch den Patienten unwillkürlich ausgelösten Resonanzen haben einen hohen Informationswert und sind eine entscheidende Hilfe, um die Richtung der Therapie zu steuern«, beschreibt der

Psychiater und Neurobiologe Joachim Bauer die Methode der Nutzung der Resonanz in der Psychotherapie.[81] Patienten können das, was sie belastet, oft nicht in Worte fassen. Aber die Resonanzen im Therapeuten können diesem helfen, intuitiv die Geschichte des Patienten weiterzuerzählen, ohne sie von ihm selbst zu hören. Umgekehrt wird auch die Haltung des Therapeuten vom Patienten viel umfassender wahrgenommen, als sich dies durch das Gesagte im Therapiegespräch ausdrückt.

Wir haben also Werkzeuge, uns in andere hineinzuversetzen, und das beeinflusst uns. Gleichzeitig beeinflussen die Gefühle, Erinnerungen, Befürchtungen und Erwartungen aus früheren und anderen Beziehungen die Art, wie wir den Menschen wahrnehmen, der mit uns in Kontakt tritt. Mitunter überlagert dieses »historische Gepäck« in uns die Wahrnehmungsfähigkeit sehr weitgehend. Weil die sozialen Beziehungen unser gesamtes Ich und unser Leben gestalten, werden wir dann seelisch oder körperlich krank.

Die naturwissenschaftlich orientierte Medizin hat diesen Zusammenhang lange und beharrlich geleugnet. Lediglich dort, wo für ein klar erkennbares Leiden keine körperliche Ursache erkennbar ist, durfte das Wissen der Psychotherapeuten als Psychosomatik in den Medizinbetrieb Eingang finden und fristet in den Kliniken meist ein Schattendasein.

Doch in den letzten Jahren hat die moderne Hirnforschung es geschafft, die Vorgänge in unserem Kopf sichtbar und damit zumindest ein wenig verstehbar zu machen. Die junge Disziplin »Soziale Neurowissenschaft« untersucht nicht mehr, wie der Einzelne fühlt und denkt, sondern wie das Gehirn weiß, was die anderen fühlen und denken. Tania Singer in Leipzig und Claus Lamm in Wien sind bedeutende Forscher dieser neuen Fachrichtung.

Um der Empathie auf die Spur zu kommen, werfen sie mit Kernspintomografen einen Blick in die Gehirne von Testpersonen, die sie Situationen aussetzen, in denen man typischerweise empathisch reagiert. So beobachtete Lamm etwa, was im Gehirn eines Menschen passiert, dessen Partner einen Stromstoß in die Hand bekommt. Die Partner bekamen über einen Bildschirm kurz vorher angezeigt, wen es als Nächstes treffen würde. Lamm konnte eine lange gehegte Vermutung bestätigen: Bei der Versuchsperson, die physisch keinem Schmerzreiz ausgesetzt war, wurden dieselben Hirnregionen aktiv wie beim Partner, der gerade einen Stromstoß bekam. Mitleid lässt Menschen also im wahrsten Sinne des Wortes mitleiden.

Aber diese Fähigkeit ist bei den Menschen sehr unterschiedlich ausgeprägt und lässt sich auch verändern. Sobald der Eindruck erweckt wird, die zweite Testperson gehöre einer anderen Gruppe von Menschen an, sinkt das Mitleid im Gehirn messbar ab. Fans von konkurrierenden Fußballmannschaften etwa, die beim Test durch Kleidungsstücke erkennbar waren, lösten beim Fan der anderen Mannschaft durchschnittlich um 20 Prozent weniger Mitleid-Reaktionen im Gehirn aus. Umgekehrt lässt sich das Gehirn zu mehr Mitleid motivieren, wenn davor persönliche Details über die andere Testperson bekannt werden. »Schon das Nachdenken darüber, dass jemand anderes, so wie ich auch, Gedanken, Gefühle etc. hat, kann dazu führen, dass diese Person eher als menschliches Wesen wahrgenommen wird. Und sobald sie eben eher als menschliches

Wesen wahrgenommen wird, erhöht das die Empathie«, beschreibt Claus Lamm diesen Prozess.[82]

Wenn schon das Lesen einer Kurzbiografie das Einfühlungsvermögen für einen Menschen deutlich steigert, müsste Empathie auch erlernbar sein. Lässt sich das Einfühlen in andere trainieren?

Ja, sagt Tania Singer. Buddhistische Mönche etwa üben sich oft jahrelang darin, ihr Mitgefühl zu stärken – und sind damit ideale Testpersonen für Singer. Die Neuropsychologin fand heraus, dass derart geschulte Mönche tatsächlich in der Lage sind, Mitgefühl auf Kommando abzurufen und dabei sogar die Stärke des Mitgefühls zu steuern. Singer ließ Versuchspersonen über einen kurzen Zeitraum die gleichen Meditationsübungen wie die buddhistischen Mönche machen und untersuchte danach, ob sie ebenfalls in der Lage waren, Mitgefühl auf Kommando zu empfinden. Ihr Ergebnis: Schon nach kurzer Zeit konnten die Testkandidaten gesteigerte Aktivitäten in den entsprechenden Hirnregionen vorweisen. Mit anderen Worten: Die Fähigkeit zur Empathie und damit auch zum Mitgefühl ist trainierbar. Tania Singer sagt, dass das sogar relativ einfach geht: »Genauso wie Sie zum Fitnesstraining gehen und Muskeln trainieren können, so können Sie auch das Gehirn trainieren. Da reichen zehn Minuten Meditation am Tag und einmal die Woche ein Trainer im Gruppentreffen, und nach wenigen Wochen sieht man bereits Veränderungen im Hirnscanner.«[83]

»Empathie ist vielschichtig«, sagt Melanie Neumann von der Universitätsklinik Witten/Herdecke, die sich seit Jahren mit der Bedeutung der ärztlichen Empathie beschäftigt. »Wie eine russische Puppe, die man Schicht für Schicht öffnen kann: im

Kern die uralte Fähigkeit, den eigenen emotionalen Zustand dem eines anderen anzugleichen. Um diesen Kern hat die Evolution immer komplexere Fähigkeiten angelegt – etwa die Anteilnahme für andere oder die Übernahme ihres Standpunktes.«[84] Wichtig für den Therapeuten ist auch die Unterscheidung zwischen Empathie und Mitgefühl: Empathie ist die Fähigkeit, sich in andere einzufühlen. Dieses Mit-Leid birgt aber auch die Gefahr, sich das Leid eines anderen zu sehr zu eigen zu machen und die sichere Distanz zu verlieren. »Mitgefühl hingegen ist eine positive Emotion, welche die Sorge um andere umfasst und eine Motivation zum Handeln beinhaltet«, sagt Anna Paul, die in der Klinik Essen-Mitte das psychologische Therapeutenteam leitet. Ein guter Therapeut kann den psychologischen Zustand oder die wirklichen Gefühle des anderen nachempfinden und ihm auch zu verstehen geben, dass er sie versteht.[85]

Diese empathischen Fähigkeiten sind messbar. Und sie beeinflussen den Patienten enorm. Ein empathischer Arzt kann die Angst nehmen, das Zutrauen in die Heilung erhöhen, er wird tatsächlich zum Heiler im Wortsinn. Die Effekte können im Immunsystem gemessen werden[86] und erhöhen nachweisbar den Heilerfolg.[87] Europäische, asiatische und nordamerikanische Studien zeigen, dass Mitgefühl die Fähigkeit von Patienten, mit ihrer Krankheit umzugehen, stark positiv beeinflusst. Eine italienische Studie mit 242 Ärzten, die 21.000 Diabetes-Patienten betreuten, zeigt: Je mitfühlender und verständnisvoller der Arzt reagiert, desto besser ist das Resultat der Behandlung, und desto weniger wahrscheinlich treten Komplikationen ein.

Wie bedeutsam Empathie auch bei Schwerkranken ist, zeigt eine Studie aus den USA. Im Massachusetts General Hospital in Boston wurden 150 Personen untersucht, die an Lungen-krebs im Endstadium litten, einer Erkrankung, der nichts Effektives mehr entgegengesetzt werden kann. Die Hälfte der Patienten bekam einen psychologisch geschulten Begleitarzt, an den sie sich jederzeit wenden konnten, und dazu die übliche palliative, also nur noch hinhaltende Chemotherapie. Die andere Gruppe bekam die Standard-Therapie. Evaluiert und dokumentiert wurden Lebensqualität (physisches, funktionelles, emotionales und soziales Wohlbefinden), Krankheitssymptome und die psychische Verfassung der Patienten, ihre Ängste, Depression und so weiter. Wie erwartet, zeigte die Studie, dass im Vergleich zur Standard-Therapie die Lebensqualität der auch persönlich begleiteten Patienten deutlich besser war. Auch bei Depression und Angst zeigte sich ein signifikanter Vorteil für die Begleitung.

Was aber niemand erwartet hatte: Die Überlebenszeit war in der Gruppe mit persönlicher Betreuung um durchschnittlich 2,7 Monate länger als in der Gruppe mit Standard-Therapie.[88]

Rund drei Monate ist nicht viel – bei einer durchschnittlichen Überlebenszeit von sechs Monaten sehr wohl. Und genau so viel Lebenszeit bringen die sündteuren neuen Chemotherapeutika, von deren wunderbarer Wirkung alle Onkologen und viele Medien sprechen. Für persönliche Betreuung dagegen fehlen oft Interesse und Geld.

Um die Empathie ist es im konventionellen Medizinbetrieb nicht gut bestellt, weiß Empathie-Expertin Neumann aus ihrer Praxis zu berichten. Während Medizinstudenten noch über ein hohes Potenzial verfügen, sorgen die Arbeitsabläufe und stress-produzierenden Zwänge des Berufsalltags sehr oft für ein Zurückdrängen dieser wichtigen Fähigkeit. Umgekehrt haben die Patienten offenkundig ein hohes Einfühlungsvermögen in die Intentionen der Mediziner – auch wenn diese sie ihnen gar nicht wirklich vermitteln. Anders ist für mich nicht erklärbar, wie viele Menschen es schaffen, nach komplizierten Operationen wieder gesund zu werden.

Der komplementärmedizinische Bereich dagegen nutzt die Möglichkeiten, durch Empathie Behandlungserfolge zu erleichtern, deutlich gezielter. Und Menschen, die sich aufgrund ihrer besonderen Wahrnehmungsfähigkeit dazu entschlossen haben, als »Heiler« zu arbeiten, setzen – vorausgesetzt, dass sie seriös arbeiten – das Mit-Fühlen mit Sicherheit effektiv ein.

Die Rebellion
der Abwehr

Unser Immunsystem lernt schnell und hat ein phänomenales »Gedächtnis«. Wurde ein Protein einmal als »fremd«, also schädlich, erkannt, reagiert es unter Umständen in Sekundenschnelle auf den erneuten Kontakt mit solchen Eiweiß-Bestandteilen, auch wenn dies Jahre später passiert. Doch nun kann ein neues Problem auftreten: Der Körper greift sich manchmal selbst an – und wird so zu seinem ärgsten Feind. Eine Überreaktion, die zeigt, wie fragil die vielschichtigen Abläufe des Immunsystems sind.

Tatsächlich bekämpfen jeden Tag Zellen den eigenen Körper, allerdings nur in geringem Umfang. Im Normalfall werden diese Fehler erkannt und behoben. Doch wenn das Abwehrsystem entgleist, kommt es zu einer Autoimmunerkrankung – ein Teil des Immunsystems richtet sich gegen ein Organ oder Organsystem des eigenen Körpers. Im Gegensatz zu den meisten anderen Erkrankungen, die in den hochentwickelten Ländern seltener werden oder gleich häufig bleiben, nehmen die Erkrankungen des Immunsystems – Allergien und Autoimmunkrankheiten – zu.

Bei der Schuppenflechte werden Hautzellen angegriffen, bei Diabetes vom Typ 1 Zellen der Bauchspeicheldrüse, bei rheumatischen Erkrankungen richtet sich das Immunsystem gegen die Innenhaut der Gelenke, bei chronischen Darmentzündungen wie Morbus Crohn und Colitis ulcerosa gegen die Darmschleimhaut, bei Multipler Sklerose gegen Nervenzellen. Frauen sind häufiger betroffen, aber auch immer mehr Kinder erkranken. An Allergien, wenn das Immunsystem gegen spezielle fremde Eiweiße überreagiert, leiden noch mehr Menschen.

Wissenschaftler haben Antworten auf die Frage gefunden, warum das Immunsystem offenbar häufiger außer Tritt gerät: die Abwesenheit von Parasiten im Leben der modernen Menschen, weil ein starker Teil des Immunsystems eigentlich für die Abwehr dieser Lebewesen zuständig ist, die übertriebene Hygiene und der massive Einsatz von Antibiotika bei Kindern sowie psychische Belastungen.

Für die Immunbiologen um den US-Forscher Noah Palm sind Allergien zunächst einmal sinnvolle Reaktionen des Körpers gegen starke Gifte und Schadstoffe. Tiergifte sind meist ein komplexes Gemisch aus Enzymen, Peptiden und kleinen Molekülen. Vielfach wird dem Opfer ein Biss oder Stich verpasst. Schon die direkten Gewebe- und Organschäden durch das Gift selbst sind mitunter lebensbedrohlich. Rasche Zellvermehrung, Schleimsekretion, verschiedene Immunreaktionen, Niesen, Husten, Erbrechen, Durchfall sind demnach Schutzmaßnahmen des Körpers. Die Verstärkung der Haut- oder Schleimhautbarriere durch das typische Anschwellen hilft gegen Parasiten und Gifte gleichermaßen. Toxische oder reizende Stoffe können weniger anrichten, wenn die Oberhaut dicker wird.

Das wirkt plausibel, erklärt aber noch nicht, warum diese Reaktion nun von Nüssen oder Katzenhaaren ausgelöst wird, und warum solche Substanzen gelegentlich eine schwere Immun-Reaktion auslösen bis hin zum anaphylaktischen Schock. »Das mag allerdings eine Überreaktion sein«, argumentiert Palm, »denn womöglich entstanden allergische Reaktionen auf Tiergifte ursprünglich gerade dafür, den Organismus gegen deren unmittelbare Schadwirkung zu schützen.«[89]

Dass der Wegfall mancher Infektionskrankheiten im Kindesalter ein Auslöser für das Ansteigen von Zivilisationskrankheiten wie Heuschnupfen oder Neurodermitis sein könnte, wurde in den Wissenschaftsjournalen bereits ab Mitte der 1970er-Jahre diskutiert. Ende der 1980er-Jahre entstand daraus die »Hygiene-Hypothese«, die unter anderem ein negatives Verhältnis zwischen Kinderanzahl in den Familien und dem Risiko von Allergien konstatierte: Je geringer die Kinderzahl, desto weniger Kontakt mit Viren, Bakterien und anderen Keimen. Populär wurde die Hygiene-Hypothese mit der Botschaft, dass »die höheren Standards der persönlichen Sauberkeit« Auslöser der modernen Krankheiten sein könnten und »ein bisschen Dreck« durchaus gesund wäre. Tatsächlich zeigten zahlreiche Vergleichsstudien, dass Kinder, die auf Bauernhöfen aufwachsen, umgeben von allerlei Getier und Mist, deutlich weniger Allergien haben als Kinder aus der Stadt. Und dass früher Kontakt mit vielen anderen Kindern ebenfalls vor Allergien zu schützen scheint, weil damit auch Kontakt zu vielen fremden Mikroben unvermeidlich ist.[90] »Wir wissen heute«, sagt eine der Pionierinnen der Allergieforschung, Erika von Mutius von der Universität München, »dass zwei Faktoren dafür verantwortlich sind: der Aufenthalt im Stall und das Trinken von Rohmilch.«[91]

Mittlerweile wurde diese einfache Botschaft durch eine Unzahl von weiteren Erkenntnissen ergänzt, und immer mehr Wissenschaftler plädieren für eine Umbenennung der Hygiene-Hypothese. Denn es ist nicht die persönliche Hygiene, die krank machen kann, sondern der verloren gegangene Kontakt mit einer Vielzahl an mikrobiellen Einflüssen. Als neue Bezeichnungen werden deshalb »Alte-Freunde-«, »Biodiversity-« oder »Mikroben-Hypothese« vorgeschlagen.[92]

Nach diesen Erkenntnissen wurden im Lauf der evolutionären Entwicklung Würmer, Bakterien und andere »alte Freunde« dazu eingesetzt, bestimmte Funktionen der Ausreifung des Immunsystems zu unterstützen. Der Kontakt mit bestimmten Bakterien ist notwendig, um dem Immunsystem Signale zu wichtigen Entwicklungsschritten zu geben. Die »alten Freunde« trainieren die Toleranz und die Fähigkeit des Immunsystems, gefährliche von ungefährlichen Keimen, fremde Proteine von körpereigenen Proteinen zuverlässig zu unterscheiden.

Normalerweise beherbergt ein Mensch in seinem Darm Billionen Bakterien, eine bis zu zwei Kilogramm schwere Masse. Die mikroskopisch kleinen Wesen arbeiten ähnlich wie ein eigenes Organ: Sie spalten Nahrungsstoffe, stellen Vitamine her und wehren Krankheitserreger ab. Bei jedem Stuhlgang werden erstaunlich viele dieser Helfer ausgeschieden. Kot besteht zu etwa einem Drittel aus Bakterien.

Auch schon bei der Geburt dürfte der Kontakt mit der Bakterienflora der Mutter bedeutsam sein. Nimmt das Baby die althergebrachte Route ins Leben, erhält es schon früh Gesellschaft: Wenn sich der Kopf ins Freie zwängt, kann er eine kleine Portion Stuhl aus Mamas Mastdarm herausdrücken – und impft sich auf diese Weise mit mütterlichen Darmbakterien. Das Neugeborene ist auf diesen in der Evolution entstandenen Mechanismus bestens vorbereitet. Denn auf eben diese Keime ist das Immunsystem des Babys bereits eingestellt – durch Antikörper, die es zuvor über die Plazenta der Mutter erhalten hat.

Wenn das Neugeborene durch den Geburtskanal gleitet, wird es auch gezielt mit Laktobakterien der mütterlichen Vagina in Kontakt gebracht – das sind genau jene Bakterien, die dem Säugling helfen, die Muttermilch zu verdauen.

Beim Kaiserschnitt kann diese natürliche Kolonisierung nicht mehr stattfinden. Das Baby wird nach dem Zufallsprinzip besiedelt, häufig von irgendwelchen Bazillen aus der Luft oder von den Oberflächen des Kreißsaals.

Findet die natürliche Besiedlung nicht statt, kann das die Reifung des Immunsystems offenbar empfindlich stören. Epidemiologische Studien jedenfalls zeigen: Kaiserschnitt-Kinder tragen ein erhöhtes Risiko für Autoimmunerkrankungen wie Diabetes-1 und Asthma.[93]

Aus Sicht von Mikrobiologen ist der Homo sapiens eigentlich gar kein Individuum, sondern ein Ökosystem. Die Gesamtheit aller Bewohner des Körpers, die sogenannte Mikrobiota, entfaltet eine biochemische Aktivität vergleichbar der Leber. Antibiotika beispielsweise töten zwar gefährliche Bakterien ab, doch leider auch die nützlichen. Bereits zwei Behandlungszyklen mit Ciprofloxacin reichen aus, um der Mikrobiota einen empfindlichen Schlag zu versetzen. Die Bakterien im Darm wachsen zwar nach, jedoch nicht mehr in der ursprünglichen Vielfalt, wie man mittlerweile weiß.

Das Immunsystem braucht aber den Kontakt mit Darmbakterien, um zwischen fremden und körpereigenen Zellen zu unterscheiden. Ist die Vielfalt der Bakterien geschmälert, lernt das Immunsystem falsch. Es stuft körpereigene Zellen als fremd ein – es kommt zur allergischen Reaktion.

Die Anzahl und die Art der Bakterien dürften auch für den Stoffwechsel wesentlich sein. Es braucht eine bestimmte Mischung an Mikroben in unserem Darm und Bakterien, die dort normalerweise nicht zu finden sind, jene der Bacteroides- und Ruminococcus-Stämme, können Pflanzen weit effizienter in Energie umwandeln, als es der menschliche Organismus gewohnt ist. Starkes Übergewicht könnte demnach mit einer mangelhaften Vielfalt an Mikroben im Darm zusammenhängen. Dänische Forscherinnen fanden bei stark Übergewichtigen tatsächlich eine deutlich reduzierte Bakterienflora im Darm. Sie hatten gerade einmal halb so viele unterschiedliche Bakteriengene im Stuhl wie Normalgewichtige. Obendrein hatten die Personen mit der geringeren Vielfalt an Mikroben besonders viele jener Bakterien im Verdauungsorgan, die auch Pflanzenteile, die der Körper normalerweise als Ballaststoffe wieder ausscheidet, in energiereichen Zucker umwandeln.[94]

Die Hygiene-Hypothese wurde inzwischen auch im Tierversuch bewiesen. Dazu wurden Mäuse in einer keimfreien Umgebung geboren und aufgezogen. Schon bald zeigten sich für Torsten Olszak von der Harvard Medical School in Boston und seine Kollegen Besonderheiten: So sammelten sich in ihrem Lungen- und Darmgewebe vermehrt T-Killerzellen des Immunsystems. Diese Immunzellen lösten eine Überreaktion aus und führten dann bei den Tieren zu Darmentzündungen und allergischem Asthma. Die gleichen Mechanismen fanden die Forscher auch bei Mäusen, die nicht komplett keimfrei, aber unter verringertem Bakterienkontakt aufgewachsen waren. Olszak hält die Ergebnisse für auf den Menschen übertragbar, weil die Immunsysteme von Mäusen und Menschen sehr ähnlich sind.

Die Versuche zeigten auch, dass der Kontakt mit Bakterien vor allem dann schützt, wenn er in früher Kindheit erfolgt: Brachten die Wissenschaftler keimfrei geborene Mäusejunge innerhalb der ersten Lebenswochen mit Keimen in Berührung, blieben die Tiere gesund. »Die Unterschiede in der Menge an T-Killerzellen ließen sich nach dem Abstillen nachweisen und hielten ein Leben lang an«, sagen die Wissenschaftler. Erfolgte der Kontakt aber erst bei älteren Tieren, konnten die Veränderungen im Gewebe und damit die Erkrankungen nicht wieder rückgängig gemacht werden. Der Kontakt mit Mikroben habe damit schon frühzeitig eine bleibende Wirkung auf die Gesundheit.[95]

Eine andere Forschergruppe in Philadelphia konnte auch die Bedeutung der Darmflora beweisen: David Hill und seine Mitarbeiter haben junge Mäuse ihrer natürlichen Darmflora beraubt und festgestellt, dass die Tiere später zu viele der für Allergien typischen IgE-Antikörper im Blut hatten und ihr Immunsystem überempfindlich reagierte.[96] Eine möglichst natürliche Umgebung für Kinder ist demnach wichtig für die gesunde Entwicklung des Immunsystems. Später kann ein Mangel an nützlichen Bakterien kaum noch gutgemacht werden.

Antiobiotika zerstören nicht nur die für Bronchitis oder Mittelohrentzündung verantwortlichen Mikroben, sondern auch eine Vielzahl an nützlichen Bakterien. Aber auch hier gilt: Eine mangelhafte Mikrobenflora ist eine erhebliche Belastung, kann aber offenbar auch kompensiert werden. Denn unser Gehirn ist in der Lage, auch solche erheblichen Defizite zu überwinden. Es kann umgekehrt sogar selbst »allergisch« reagieren: So wurde vielfach beobachtet, dass Menschen, die gegen bestimmte Pflanzen allergisch sind, auch schon allergisch reagieren, wenn sie nur ein Foto dieser Blume sehen. Die Rolle des Gehirns bei der Stärkung oder Schwächung auch der irrationalen Reaktionen des Immunsystems hat Manfred Schedlowski, einer der Pioniere der Psycho-Neuro-Immunologie, eindrucksvoll gezeigt.

Schedlowskis Versuche mit türkisfarbener Erdbeer-Lavendelmilch begannen bereits vor einigen Jahren. Sein Team untersuchte, ob Lernprozesse des Gehirns die körpereigene Abwehr beeinflussen können. Sie wählten dafür die Methode der klassischen Konditionierung, entsprechend den berühmten Versuchen mit den Pawlow'schen Hunden. »Reihen von Medizinstudenten tranken verschiedene Getränke und wählten dann diese Milch als besonders einzigartig und neu im Geschmack aus«, erklärt Schedlowski den Auswahlprozess des besonderen Getränks für seine Studien.[97]

Mit diesem markant schmeckenden Getränk spülten gesunde Probanden vier Mal in zwei Tagen das starke Immunsuppressivum Cyclosporin A herunter. Dieses erhalten beispielsweise Patienten nach einer Organtransplantation, um das Immunsystem so weit zu dämpfen, dass es das fremde Organ nicht abstößt. Das Blut der Studienteilnehmer wurde untersucht.

Dann warteten die Forscher einige Tage, bis das Cyclosporin A wieder aus dem Körper der Probanden heraus war – und ließen die Studienteilnehmer noch einmal die Milch trinken – diesmal aber ohne das Medikament. »Es zeigte sich, dass dennoch eine deutliche Wirkung im Immunsystem zu sehen war, zwar nicht ganz so stark wie beim Medikament, aber allein durch den Geschmacksreiz hatte sich der Körper offensichtlich darauf eingestellt«, erzählt Schedlowski.

Ein weiterer Versuch mit dem türkisfarbenen Drink: 30 Hausstauballergiker erhielten fünf Mal ein Antihistaminikum zur Verminderung der Allergie zusammen mit dem Getränk. Nach einer Pause von zehn Tagen wurden drei Gruppen gebildet, die Folgendes erhielten: die eine Wasser plus Medikament, die andere Erdbeermilch plus Placebo, die dritte Wasser plus Placebo. Anhand von Hauttests stellten die Forscher fest, dass bei allen nach dem Kontakt mit Hausstaub eine schwächere Reaktion auftrat. Doch auf der Ebene von Blutzellentests hatte vor allem jene Gruppe eindeutig positiv mit einer Absenkung der allergischen Reaktion reagiert, die erneut die Erdbeermilch erhalten hatte – und kein Medikament, sondern nur ein Placebo.

Damit ist klar, dass unser Gehirn dem Immunsystem »beibringen« kann, stärker oder schwächer und auch wieder zielgerichtet zu arbeiten. Es wäre an der Zeit, diese Möglichkeit gezielt zu nutzen.

Dass diese enorme Möglichkeit der Therapie kaum weiter beforscht wird, hat wohl mehrere Gründe: Die Behandlung wäre zwar vergleichsweise personalintensiv, bräuchte aber kein teures Produkt oder Gerät, an dessen Herstellung einer der

Player im medizinindustriellen Komplex verdienen könnte. Und von dort kommen die meisten Forschungsgelder.

Den zweiten Grund hat mir Professor Schedlowski genannt, und diese Geschichte ist geradezu absurd: Es sei die ärztliche Ethik, die fast alle Versuchsanordnungen an der Barriere der Ethik-Kommissionen scheitern lässt, deren Segen jeder klinische Versuch am Menschen inzwischen braucht. Es ist nämlich verboten, Patienten nicht die Wahrheit zu sagen. Und wenn man ihnen nur Erdbeermilch gibt und sie im Glauben lässt, sie würden wirksam behandelt, sei dies eben nicht zulässig – auch wenn diese »Schein«-Behandlung frei von Nebenwirkungen und hochwirksam ist.

Es ist gut, dass ethische Überlegungen Bestandteil jedes Forschungsansatzes in der Medizin sind. Ethische Grundsätze in der medizinischen Forschung wurden unter dem Eindruck der irrwitzigen Menschenversuche des NS-Regimes erst 1962 mit der Deklaration von Helsinki weltweit verbindlich festgelegt. Aber es wäre gut, die ärztliche Ethik vom Kopf abstrakter Normen wieder auf die Füße vernünftiger humaner Abwägungen zu stellen.

Körperliche Belastungen

Nicht nur unsere Mitmenschen, sondern auch alle Gegenstände und Chemikalien, die uns umgeben oder die wir aufnehmen, können Stress verursachen. Ich würde diese Umweltfaktoren eher Belastungen nennen, weil Stress im Licht der modernen Hirnforschung zumindest im allgemeinen Sprachgebrauch klar seelische Komponenten hat.

Wir alle kennen aus der Literatur eine Unmenge solcher Umweltfaktoren, und viele kenne ich auch persönlich durch meine Recherchen. Rauchen erhöht die Wahrscheinlichkeit, an Lungenkrebs zu erkranken, beträchtlich, UV-Strahlen befördern Hautkrebs, Nickel, Ruß, Teer, aromatische Amine und Benzol können als Luftschadstoffe das Krebsrisiko erhöhen. Feine Fasern wie die von Asbest bleiben im Lungengewebe und lösen spezielle Krebsarten in Lunge und Rippenfell aus. In den Kinderkliniken von Kiew und Gomel konnte ich zehn Jahre nach der Katastrophe von Tschernobyl sehen: Radioaktive Strahlung erhöht zunächst einmal deutlich die Häufigkeit von Schilddrüsenkrebs, auch wenn die Atomlobby dort, wie wohl jetzt auch in Japan, die Krebssterblichkeit mit großem Aufwand schönrechnen lässt.

Aber das alles sind letztlich Risikofaktoren, welche die Erkrankungswahrscheinlichkeit erhöhen, quasi ein paar tausend Teilungsfehler mehr zu den Hunderttausenden dazu, die ohnehin passieren. Ob aus einer solchen Belastung bei einem Menschen Krebs wird, hängt entschieden von der Kraft des persönlichen Immunsystems ab.

Wäre das nicht so, müsste die Häufigkeit von Krebserkrankungen insgesamt viel stärker schwanken und auch in der Folge stärkerer Umweltbelastung deutlicher ansteigen. Doch das ist nicht der Fall, obwohl anzunehmen ist, dass heute wegen der Techniken zur Früherkennung mehr Krebserkrankungen entdeckt werden als noch vor 20 Jahren. Seit vielen Jahrzehnten bleibt jedoch in den Industriestaaten der Prozentsatz der Menschen, bei denen Krebs festgestellt wird, in etwa bei 30 Prozent der Bevölkerung. Vor der Jahrtausendwende gab es einen leichten Anstieg, danach sank die Krebsrate wieder in etwa auf das Ausgangsniveau. Lediglich bei den einzelnen Krebsarten gab es stärkere Schwankungen, die sich aber anscheinend insgesamt stets wieder ausglichen.

Bleiben die genetischen Dispositionen. Doch hier zeigt die Forschung der letzten Jahre: Genetische Besonderheiten, die fast automatisch zu Krebs führen, treten nur bei sehr wenigen Menschen auf. Es gibt spezielle Gendefekte, die mit sehr hoher Wahrscheinlichkeit zu Krebs der Brust oder des Darms führen, aber das bleibt eine kleine Minderheit bei Brust- und Darmkrebs, nicht einmal fünf Prozent. Für diese Familien bedeuten die Zugewinne an Wissen allerdings eine Chance und eine enorme Belastung gleichzeitig: Sobald die Analyse auch bei jungen Frauen und Männern ergibt, dass der Gendefekt mit

70 bis 90 Prozent Wahrscheinlichkeit in einigen Jahrzehnten zu Krebserkrankungen führen wird, entscheiden sich viele für Radikaloperationen an den gesunden Organen. Nicht immer ist dieser auch für Mediziner ethisch heikle Eingriff nachhaltig erfolgreich – der Krebs tritt gelegentlich am verbleibenden Gewebe dennoch auf.

Die Unterschiede durch den Lebensstil werden deutlicher, wenn es nicht um Krebs insgesamt, sondern um die einzelnen Krebsarten geht, und auch sie relativieren den Einfluss der Vererbung. Umfangreiche Studien aus den USA zeigten schon in den 1980er-Jahren, wie gering insgesamt der Einfluss der Gene und wie groß jener der Lebensumgebung ist. Schon nach einer Generation erkrankten etwa Einwanderer aus Japan ähnlich häufig an Darmkrebs wie die amerikanische Durchschnittsbevölkerung – und damit viermal häufiger als ihre Verwandten, die in Japan geblieben waren. Umgekehrt verlief die rasante Anpassung beim Magenkrebs, der in Japan wesentlich häufiger ist als in den USA.

Epidemiologen erklären die krassen Unterschiede – in Japan sterben jährlich 30 von 100.000 Einwohnern an Magenkrebs, in den USA sind es nur acht – vor allem mit unterschiedlichen Essgewohnheiten. In der japanischen Küche dominieren gepökelte, mit verschiedenen Salzen reichlich behandelte Lebensmittel. Die nach dem Genuss von Pökelsalzen im Magen entstehenden Nitrosamine haben sich eindeutig als krebsfördernd erwiesen. Dass umgekehrt Darmkrebs in Japan wesentlich seltener ist als in den USA und Europa, findet eine ähnliche Erklärung: Japaner essen viel ballaststoffreiches Gemüse, Junkfood enthält jedoch kaum Ballaststoffe.

Die Art der Ernährung spielt also bei der Krebsentstehung ganz offensichtlich eine wichtige Rolle. Daraus aber zu schließen, dass eine besondere Ernährung Krebs verhindern könnte, ist zwar naheliegend, aber vermutlich falsch: Letztlich sterben in Japan und den USA annähernd gleich viele Menschen an Krebserkrankungen des Verdauungsapparates. Die Art der Ernährung dürfte nur wesentlich darüber mitentscheiden, wo im Körper der Krebs letztlich ausbricht. So hat auch in Bayern und Österreich der starke Rückgang der Magenkrebserkrankungen durch schonendere Räucher- und Pökelmethoden nicht dazu geführt, dass Krebs insgesamt seltener wird.

Auch Viren und Bakterien können Krebs zumindest mit verursachen, vor allem beim Gebärmutterhalskrebs – inzwischen wird der Einfluss dieser klassischen Eindringlinge auf das Krebsgeschehen jedoch insgesamt auf gerade fünf Prozent geschätzt.

Nach und nach hat sich bei mir bei der Beschäftigung mit der Krebsentstehung das Bild durchgesetzt, dass die Umweltfaktoren – von Schadstoffen über UV-Strahlung und Radioaktivität bis zur Ernährung – das Erkrankungsrisiko zwar beeinflussen, aber wahrscheinlich in ihrer Bedeutung überschätzt werden. Sie sind wohl entscheidend dafür, welches Organ in der Lebensgeschichte eines Menschen zuerst von Krebs betroffen wird, aber weniger dafür, ob ein Mensch überhaupt an einem bösartigen Tumor erkrankt.

Das soll nicht heißen, dass die Ernährung für die Gesundheit unwichtig ist. Aber der Stoffwechsel der Menschen ist höchst unterschiedlich und was für den einen gesund und bekömmlich ist – etwa Rohkost –, ist für den anderen die Quelle heftiger Beschwerden. Es gilt, für jeden Einzelnen herauszufinden, welcher Ernährungsmix Freude bereitet und dem Körper guttut, mit allgemeinen Empfehlungen ist es da nicht getan.

Eine Tatsache bleibt allerdings bestehen: Die Last von zu viel Essen drückt besonders auf unseren Körper. Doch alle Lebewesen haben im Gehirn tief einprogrammiert: essen, solange etwas da ist. Das war in der Vergangenheit überlebenswichtig, um sich in guten Zeiten einen Vorratsspeck zuzulegen und damit leichter den harten Winter oder eine Zeit des Mangels zu überleben. In Zeiten des allgegenwärtigen Nahrungsmittel-Überflusses werden diese in den winzigen, aber bedeutsamen Hirnregionen Hypothalamus und Amygdala eingravierten Instinkte jedoch zur Gesundheitsfalle.

Egal ob wir Fleischliches oder Kohlenhydrate essen: Was nicht gleich verbraucht wird, wandelt der Körper in Fett um. Das hält zunächst einmal schlank: Ein Gramm Fett speichert etwa neun Kilokalorien Energie – doppelt so viel, wie ein Gramm Kohlenhydrate oder Eiweiß enthält. Müsste der Körper alle überschüssige Energie in Form von Kohlenhydraten bunkern, würden wir doppelt so dicke Bäuche mit uns herumschleppen.

Acht bis 15 Kilogramm von dieser hochkonzentrierten Energiereserve trägt ein normalgewichtiger, durchschnittlich großer Mann mit sich herum. Frauen, die ja zusätzliche Reserven für den Fall einer Schwangerschaft brauchen, sogar zehn bis 20 Kilogramm.

Was passieren kann, wenn die Depots überladen werden, lässt sich in allen Medizinstatistiken nachlesen: Zu viel Fett im Körper gilt als Risikofaktor für alle Volkskrankheiten.

Generationen wurden darauf getrimmt, den Body-Mass-Index BMI im Idealbereich oder zumindest im Normalbereich zu halten. Seit gut fünf Jahrzehnten gibt es immer neue Programme zur Gewichtsreduktion – einmal mit kaum noch Fett, dann wieder unter Verzicht auf die meisten Kohlenhydrate, dann wieder mit einem Mix aus beidem.

»Ernährungsberatung ist vor allem eines: Gewalt von Frauen gegen Frauen«, fasst der deutsche Ernährungswissenschaftler Udo Pollmer seine Eindrücke etwas zynisch zusammen.[98] Ein Zynismus, der allerdings begreiflich ist. Denn die meisten Empfehlungen und Diäten basieren auf Erkenntnissen aus Tierversuchen oder kleinen Beobachtungsstudien an Menschen. Wer seinen Körper mit Fastenkuren traktiert, sich mit eiserner Disziplin auf Idealmaß herunterhungert, muss oft letztlich doch dabei zusehen, wie die Kilos wiederkommen, mit den Jahren sogar mehr werden.

Nach jahrzehntelanger Forschung und endlosen Debatten um Fette, Kohlenhydrate und Ballaststoffe ist selbst bei langfristig angelegten und medizinisch betreuten Programmen die Bilanz so ernüchternd, dass Fachleute zunehmend infrage stellen, ob sich dicke Menschen überhaupt mit den sinnlosen Diäten quälen sollen. Erst 2013 zeigten Langzeitstudien aus den USA, dass auch mit großem Aufwand und intensiver persönlicher Betreuung betriebene Ernährungsberatung nahezu ohne sinnvolles Ergebnis ist. Lebensstil-Änderungen halten – wenn überhaupt – nur wenige Monate. Dann sind die gut gemeinten Diät-Vorschläge bei der Mehrzahl der Studienteilnehmer vergessen. Und noch bedeutsamer: »Ein Effekt auf die Vermeidung von Krankheiten war nicht erkennbar«, lautet das traurige Resümee.[99]

Ist es dann überhaupt sinnvoll abzunehmen, wenn man nicht fettleibig ist, sondern mit einem BMI von 25 bis 30 zur weitverbreiteten Gruppe der mäßig Übergewichtigen zählt? Nein, sagt die wissenschaftliche Evidenz, die erneut dokumentiert, wie sehr unsere Lifestyle-Medizin Glaubensgrundsätzen statt wissenschaftlichen Fakten gefolgt ist. Inzwischen ist vielfach belegt, dass Menschen mit Normal- oder »Ideal«-Gewicht ab dem Alter von 50 Jahren statt gesundheitlicher Vorteile deutliche Nachteile hinsichtlich ihrer Gesundheit und Lebenserwartung haben. Solange keine echte Fettleibigkeit vorliegt, haben vor allem Menschen mit chronischen Krankheiten deutliche Überlebensvorteile, wenn sie einen BMI haben, der als »mäßiges bis starkes Übergewicht« übersetzt werden kann. Fettleibigkeit mit einem BMI über 30 dürfte dagegen tatsächlich die Gesundheit so belasten, dass die Menschen auch früher sterben.[100]

Als ich selbst Krebspatient wurde, war natürlich das Essen als Quelle von Krankheit und Heilung ein wichtiges Thema: »Weg mit rotem Fleisch, Milch, her mit Brokkoli, Tomaten« lautete nur einer der vielen Dutzend Ratschläge. Wenn man sich dann die Studien ansieht, auf denen solche Empfehlungen beruhen, stellt sich Skepsis ein – meist sind es einzelne Fütterungsversuche mit Tieren. Was davon zu halten ist, hat John Ioannidis dargelegt. Er ist wohl einer der brillantesten Epidemiologen, Medizinstatistiker und Analytiker der medizinischen Forschung. »Ist alles, was wir essen, mit Krebs verbunden? Ein systematischer Kochbuch-Überblick« lautet der Titel seiner Arbeit, der meine Zweifel bestätigte.[101] Ioannidis und seine Kollegen von der Harvard Medical School in Boston filterten aus populären Kochbüchern 50 Nahrungsmittel heraus und durchsuchten die Datenbank »Pubmed« nach Untersuchungen, in denen die Lebensmittel mit Krebserkrankungen in Verbindung gebracht wurden. Und tatsächlich fanden sich bei 40 der 50 Zutaten, also bei 80 Prozent, entsprechende Studien. Insgesamt 264 Arbeiten widmeten sich dem Verzehr dieser Zutaten und dem Auftreten von Krebs. Meist berichteten diese über ein erhöhtes oder verringertes Tumorrisiko durch das Nahrungsmittel. Darunter waren Mehl, Kaffee, Butter, Eier, Milch, Zwiebeln, Brot, Zucker, Salz, Oliven, Käse, Orangen, Tee, Erbsen, Wein, Kartoffeln, Rindfleisch, Brokkoli, Tomaten. Für Letztere fanden sie etwa gleich viele Arbeiten, die von einem erhöhten Krebsrisiko sprachen, wie solche, die Tomaten zum Schutz gegen Krebs empfahlen.

Wie zu erwarten, zeigten die Arbeiten die allgemein bekannte Tendenz: Fleisch fördert Krebs und Grünzeug beugt vor. Doch als die Forscher die Daten nach den Regeln der Statistik prüften, wurde sichtbar, dass der behauptete Zusammenhang meist gar nicht existierte. Drei Viertel aller Studien, die entweder ein Risiko oder einen Schutz errechnet haben wollten, hatten in Wahrheit überhaupt kein statistisch signifikantes Ergebnis. Die verbliebenen Zahlen schliffen sich bei der Meta-Analyse weiter ab. Als Ioannidis und Kollegen einen zweiten Blick auf die Studien warfen, stellten sie fest, dass vor allem Einzeluntersuchungen besonders deutliche, häufig gegensätzliche Effekte zeigten – es gab also deutliche »Beweise«, dass Tomaten Krebs vorbeugen, aber auch solche, dass Tomaten Krebs verursachen. Wurden dagegen ähnliche Studien in »Metastudien« integriert, schwächte sich die vermeintlich krebserzeugende oder -senkende Wirkung ab. Mehr noch: Fassten die Wissenschaftler alle Übersichtsarbeiten zusammen, lösten sich die Ergebnisse nahezu in nichts auf. Mit den Zutaten des »Boston Cooking-School Cook Book« wurde das Tumorrisiko weder erhöht noch gesenkt, so das Resümee der Bio-Statistiker.

Dementsprechend hart gehen die Forscher mit Kollegen ins Gericht, die gern jeden Lebensmittel-Krebsverdacht (oder Anti-Krebseffekt) in die Öffentlichkeit hinausposaunen. »Die große Mehrheit dieser Behauptungen fußt nur auf schwachen statistischen Hinweisen«, schreiben sie.

Es wurde uns auch lange eingeredet, der raffinierte Rohrzucker – also etwa zur Hälfte Glukose und Fruktose – wäre schädlich, der reine Fruchtzucker dagegen unbedenklich. Einer der vielen Irrtümer der Ernährungslehre, denn inzwischen wissen wir, das Fruchtzucker im Stoffwechsel anders verarbeitet wird. Das führt zunächst dazu, dass die Appetitbremse, die beim normalen Zucker aktiviert wird, nicht funktioniert. Obst zu essen ist selbstverständlich dennoch gut und unproblematisch, weil durch das Volumen und die Ballaststoffe kein Übermaß zu sich genommen werden kann. Aber Fruchtsäfte enthalten pro halbem Liter die Menge von bis zu 15 Zuckerwürfeln, überwiegend Fruktose. Während Glukose in den Körperzellen in Energie umgewandelt wird, ist für Fruktose die Leber zuständig und baut den Fruchtzucker bei Überangebot sofort in Fett um. Dummerweise vor allem in das problematische LDL-Cholesterin.

Synthetischer Zuckerersatz wurde lange als süße Alternative gepriesen – es scheint das Gegenteil der Fall zu sein. Epidemiologische Studien mit vielen tausend Teilnehmern, die über mehr als zehn Jahre beobachtet wurden, weisen sogar in die Gegenrichtung. Probanden, die künstliche Süßstoffe verwendeten, nahmen schneller zu und litten deutlich häufiger an Übergewicht.[102] Vermutlich sind psychologische Effekte dafür verantwortlich, dass süße Substanzen ohne Kalorien zu Übergewicht beitragen. Verzichten Menschen auf Zucker und greifen stattdessen zu Süßstoff, schreiben sie sich womöglich – auch unbewusst – so etwas wie »Ernährungspluspunkte« zu: Gibt es die Cola in der Light-Version, darf der Burger dafür etwas üppiger ausfallen.

Aus der Überbetonung der Bedeutung des Essens für die Gesundheit ist in letzter Zeit geradezu eine Mode geworden. Unverträglichkeiten gegen Gluten, Glukose, Laktose und Histamine scheinen sich explosionsartig vermehrt zu haben, obwohl Ernährungswissenschaftler dafür keinerlei gesicherte Hinweise finden. Früher hätte man zum Grummeln in den Eingeweiden vielleicht »nervöser Reizdarm« gesagt, vor 20 Jahren erhielten rund fünf Prozent der Bevölkerung diese Diagnose, meist wurde ein psychosomatischer Hintergrund vermutet. Heute scheint die Fixierung auf Nahrungsbestandteile als vermeintliche Krankmacher dafür gesorgt zu haben, dass derartige Unverträglichkeiten geradezu zum guten Ton gehören. Auch Mediziner neigen inzwischen dazu, statt der sehr seltenen Zöliakie, einer Glutenunverträglichkeit, eine Art Weizen-Empfindlichkeit zu diagnostizieren. Immer mehr Menschen diagnostizieren sich inzwischen mit frei erhältlichen Testkits selbst, da das Vertrauen in die Ärzte in den letzten Jahren leider ziemlich gesunken ist. Aber diese Tests sind sehr ungenau.

Jetzt arbeiten sich rund 20 Prozent der Bevölkerung durch die immer größer werdenden Regalreihen für Spezial-Lebensmittel, die deutlich mehr kosten, weil sie weniger enthalten. Und auch hier steckt noch Potenzial für die Industrie. So wird ein normaler Gouda, der wie fast alle Käsesorten ohnehin laktosefrei ist, als laktosefreier Gouda zum doppelten Preis verkauft. Und die Pharma-Industrie bietet inzwischen auch teure Pillen an, nach deren Einnahme Milch ohne Folgen genossen werden kann.

In einem Punkt allerdings wird die wissenschaftliche Evidenz immer deutlicher: Mehr Bewegung bringt mehr Gesundheit, weil alle unsere Systeme darauf getrimmt sind, mit Beanspruchung leistungsfähiger zu werden. Das Gehirn profitiert davon sehr – das Demenzrisiko sinkt, Lunge, Herz und Kreislauf profitieren sowieso, Muskulatur und Skelett auch. Relativ neu ist die Erkenntnis, dass auch das Immunsystem enorm von jedem Schritt mehr, den wir tun, profitiert. Wissenschaftliche Messungen haben gezeigt, dass schon nach 30 Minuten sportlicher Bewegung die Zahl wichtiger Immunzellen im Blut um ein Drittel ansteigt.

Alkohol in Maßen dürfte der Gesundheit förderlich sein, aber Alkohol im Übermaß belastet sie. Hier allgemeingültige Grenzen zu ziehen, bei wie viel Gläsern welchen Getränks die Vorteile zu Nachteilen werden, hat sich als unmöglich erwiesen. In Frankreich etwa mit einem deutlich höheren Fett- und Alkoholkonsum ist die Lebenserwartung deutlich höher als bei uns. In den Niederlanden rauchen 29 Prozent der Erwachsenen, in Deutschland und Österreich 23 Prozent. Aber die Holländer leben etwas länger. In Japan rauchen 26 Prozent der Bevölkerung, und die Lebenserwartung ist mit fast 83 Jahren die höchste in der Welt. Luxemburg wiederum ist beim Alkoholkonsum einsamer Spitzenreiter, aber die Lebenserwartung ist überdurchschnittlich.[103]

Über Alkohol kann man Gutes und Schlechtes sagen. Über das Rauchen nicht. In keiner einzigen Studie, die von der Tabaklobby gesponserten mit eingeschlossen, steht am Ende eine andere Botschaft als: Rauchen schädigt die Gesundheit. Menschen wie Helmut Schmidt, der jenseits der 90 kaum jemals ohne Zigarette zu sehen war, zeigen aber auch hier, dass dies nicht für alle gleichermaßen gilt.

Die auf Statistik programmierte Durchschnittswissenschaft versucht stets, Risiken herauszufinden, die in Regeln und Gebote für alle umzulegen sind. Das ist nicht nur erwiesenermaßen unwirksam, es ist meist auch unrichtig. Denn den Stoffwechsel »des Menschen« gibt es nicht, es gibt enorme individuelle Unterschiede. Und es hängt von unseren Erlebnissen seit der frühen Kindheit ab, bei welchen Speisen und Getränken wir Genuss empfinden – ein Umstand, auf den die Ernährungswissenschaft kaum Rücksicht nimmt.

Außerdem kommt es auf die innere Balance und damit die Widerstandskraft des Körpers an, der mit enorm vielen Belastungen fertigwerden kann, auch jenen, die wir ihm selbst zufügen.

Die moderne Industriegesellschaft sorgt auch noch für eine Fülle von Zusatzbelastungen. Viele der Chemikalien, mit denen wir zwangsläufig in Kontakt kommen, können schädlich sein.

Manche der großen Belastungen wie jene durch die chlorierten Kohlenwasserstoffe sind nach jahrzehntelangen Umweltdebatten erfreulicherweise gering geworden. Andere bestehen fort oder nehmen sogar noch zu. Kunststoffe dünsten Weichmacher aus, die unser Hormonsystem beeinflussen, Textilien und Farben Lösungsmittel, Autos sorgen für Feinstaub und Ozon als Reizgas in der Luft, Kosmetika und Medikamente belasten unseren Organismus unter anderem mit Aluminium und können damit wahrscheinlich das Risiko, an Krebs oder Alzheimer zu erkranken, erhöhen, Schwermetalle sind immer noch mehr um uns, als gut ist. Die energische Debatte über all diese Schadstoffe ist wichtig und richtig, weil es sich um Zusatzbelastungen handelt, die in unserer hochzivilisierten Welt vermeidbar sind – wenn nicht einfach nur Profit die oberste Maxime ist.

Daraus jedoch ein Bild zu zeichnen, dass wir alle durch diese Chemikalien höchst gefährdet seien und krank würden, ist einfach unrichtig: Es ist jeweils ein kleiner Prozentsatz in diesem Bereich – aus welchem Grund auch immer – besonders empfindlicher Menschen, deren Organismus durch einzelne Substanzen so belastet ist, dass sie daran erkranken. Das ist selbstverständlich ein gewichtiges Argument zur Vermeidung der Schadstoffe insgesamt. So kann Quecksilber in Zahnfüllungen bei besonders empfindlichen Menschen ebenso zum Problem werden wie etwa Aluminium in Impfstoffen. Auch der uns umgebende »Elektrosmog« kann für den Einzelnen zur Last werden.

Allen Menschen deswegen die Zähne zu reißen und Impfen generell zu verdammen oder nachts alle Stromquellen abzuschalten und den Funkverkehr einzustellen, ist aber eher eine Übertreibung oder eine wohl wenig sinnvolle Verallgemeinerung.

Hände,
die behandeln

Wir haben in den vergangenen Jahrzehnten viel darüber gelernt, welchen Einfluss Umweltfaktoren auf unsere Gesundheit haben. Manches davon hat sich als etwas überbetont herausgestellt. Im gleichen Zeitraum haben wir gelernt, dass Beschwerden und Gesundheitsprobleme am besten abgeklärt werden, wenn wir in Röhren gesteckt und Fotografien aus unserem Inneren von Ärzten begutachtet werden. Die Hände des Arztes, der betastet, abklopft, fühlt, haben jüngere Generationen wohl kaum je gespürt.

»Behandeln« – wer denkt bei diesem Wort aus der medizinischen Praxis an dessen Wurzeln, das Handauflegen? Äskulap, Sohn des Apoll und Gott der Heilkunst, soll zu den Träumenden niedergestiegen sein und diese durch Berührung mit der Hand gesund gemacht haben. Hippokrates schrieb von der »geheimnisvollen Heilkraft«, die seine Hände haben.

Überall auf der Welt legen Heilkundige die Hand auf, um blockierte Energien wieder zum Fließen zu bringen und Verspannungen zu lösen – die Bezeichnungen dafür sind vielfältig. Die Inder nennen diese Lebensenergie »Prana«, die Chinesen »Qi«, Aristoteles »Entelechie«, Wilhelm Reich »Orgon«, in der

Bibel wird sie »Atem« genannt, und die moderne Neurophysiologie sagt »Botenstoffe« dazu.

»Eine problematische Entwicklung in der modernen Schulmedizin ist, dass wir den Patienten immer weniger anfassen«, sagt Joachim Bauer, Internist und Gehirnforscher. »Dabei wissen wir, dass schon die Berührung sehr heilsame Effekte hat, sie führt zur Freisetzung von Botenstoffen, die der Gesundheit dienen.« Oxytocin zum Beispiel wird durch Berührung freigesetzt, ein Botenstoff, der das Stresssystem herunterholt und den Blutdruck senkt, oder körpereigene Endorphine, die Schmerzen stillen können.

Diese Mechanismen machen sich Manualtherapeuten oder Osteopathen unter anderem zunutze. Manualtherapie, Osteopathie und Chiropraktik haben sich inzwischen auch im konventionellen Medizinbetrieb halbwegs etabliert. Sie stellen die Funktionalität der einzelnen Körpersysteme in den Mittelpunkt ihrer Betrachtungen, auch das Stützgewebe wird in seiner Bedeutung nicht ignoriert – wie bei der Schulmedizin – und bei der Behandlung berücksichtigt. Lange Zeit galten die Methoden als unwissenschaftlich. Heute wird die manuelle Medizin in vielen Ländern Europas angehenden Ärzten während des Medizinstudiums nähergebracht – zum Beispiel in Frankreich, Deutschland und Tschechien. Und das mit gutem Grund. Gut ausgebildete Therapeuten können den Regenerationsprozess nach Verletzungen deutlich beschleunigen, Schmerzen lindern und damit die kontraproduktiven Vermeidungshaltungen hintanhalten.

Die manuelle Medizin hat sich zum Teil aus jahrtausendealten »Handgrifftechniken« entwickelt. Sowohl in der Antike als auch im alten China wurden spezielle Handgriffe angewendet, um etwa Rückenschmerzen zu kurieren. Im Mittelalter und im 18. Jahrhundert waren es die »bone-setters«, die Wirbelsäulenprobleme mit Einrenkungen behandelten. Ende des 19. Jahrhunderts hat Andrew Taylor Still die Griffbehandlung als Grundlage der osteopathischen Medizin genutzt. Und David D. Palmer errichtete darauf aufbauend sein Konzept der Chiropraktik. Heute haben sich verschiedene manualtherapeutische Techniken und Schulen herausgebildet. Obwohl in der Schwerpunktsetzung unterschiedlich, ähneln sich die Verfahren im Prinzip.

Ich habe sie sehr zu schätzen gelernt, nachdem ich mit meiner Vespa gestürzt war. Schultergelenkssprengung und Bänderrisse am Schlüsselbein – Tossy III, sagte der Unfallchirurg, als er meine Röntgenbilder betrachtete. »Wenn Sie den Arm noch über den Kopf heben wollen, brauchen Sie eine Operation.« Ein befreundeter Arzt dagegen meinte, die Platten und Drahtstifte, die bei der Operation verwendet werden, würden die Rehabilitationszeit noch verlängern. Ich entschied mich gegen die Operation. Schon nach einigen Tagen schlüpfte ich aus dem Verband und begann den Arm vorsichtig zu bewegen. Eine osteopathisch geschulte Physiotherapeutin hat mit ihren schmerzhaft genauen Fingern Sitzung für Sitzung die Funktionalität der Muskulatur und der Gelenke so weit wieder verbessert, dass ich nicht mehr in Schonhaltungen verfiel. Sie fand stets erstaunlich schnell die Punkte, wo Muskeln oder Bindegewebe schmerzhaft verspannt waren, und löste alles mit sanftem Druck nachhaltig auf. Mein Körper hatte immerhin 59 Jahre auf dem Buckel, aber er verband Schlüsselbein und Schulterdach wieder stabil, und auch die gerissenen

Bänder wurden durch Bindegewebe ersetzt, das nun das Schlüsselbein offenbar ausreichend fixiert. Nach acht Wochen konnte ich bereits mit leichten Hanteln üben. Nach drei Monaten konnte ich, was laut Unfallchirurgen ohne Operation kaum noch möglich hätte sein sollen: Der Aufschlag beim Tennisspiel klappte wieder.

So manches Credo der Unfallchirurgie hat sich in den vergangenen Jahren als falsch herausgestellt. Bänderrisse im Sprunggelenk müssen ebenso wenig operiert werden wie die meisten Schulterverletzungen, und auch bei Meniskusverletzungen im Knie ist die Operation in der Mehrzahl der Fälle nicht mehr die Therapie der Wahl, seit eine Studie gezeigt hat, dass Patienten, denen man mit einem kleinen Schnitt im Knie nur vorgespielt hatte, dass sie operiert wurden, genauso beweglich und schmerzfrei wurden wie die wirklich Operierten. Aber Bänderrisse im Kniegelenk blieben eine Bastion der Unfallchirurgen. Etwa 12.000 Operationen jährlich allein in Österreich zeugen davon. Das gerissene Band wird dabei in der Regel durch eine Transplantation eines Bandes aus einem anderen Muskel ersetzt. Ob diese zusätzliche Verletzung tatsächlich die Kniegelenke länger vor Verschleiß schützt, wird inzwischen allerdings auch von Unfallchirurgen bezweifelt.[104]

Mohamed Khalifa hält die Operation von Kreuzbandverletzungen überhaupt für unnötig und falsch. Der aus Ägypten stammende Manualtherapeut sagt, dass er nicht die Verletzung behandelt, sondern die Bewegung wieder ermöglicht. »Der Arzt behandelt eine Verletzung, ich dagegen aktiviere ein System. Der Arzt behandelt ein Kreuzband, ich behandle das System Knie.« Aus Khalifas Sicht muss nicht primär die Anatomie wiederhergestellt werden, sondern die Funktion des verletzten Gelenks.

»Für mich ist Heilung, dass durch die wiederhergestellte Funktion die anatomische Form folgt. Dafür muss aber die Ursache der Verletzung behoben werden«, erklärt er. »Eine Verletzung entsteht aufgrund einer Fehlinformation im Bewegungsprogramm, in der Kommunikation zwischen Gehirn und den Muskeln. Es ist der unbedingte Reflex gestört – eine Funktionsstörung. Dies muss behoben werden.«[105]

Auf natürliche Weise durch die körpereigenen Selbstheilungskräfte, nicht durch einen Eingriff von außen oder gar Fremdkörper wie Implantate.

Mohamed Khalifa spricht nicht gerne über seine Arbeit in der kleinen Praxis in Hallein nahe der Stadt Salzburg. Interviews gab er bislang gar keine, es brauchte viel Überzeugungskraft, um einen Besuch bei ihm möglich zu machen. In den Zeitungen finden sich dennoch zahlreiche Artikel über die Ergebnisse von Khalifas Händen. So war 2007 bei einem Zusammenprall Markus Miller, dem Torwart des Karlsruher SC, im Spiel gegen Hansa Rostock, das hintere Kreuzband gerissen. Von einer Operation war zunächst die Rede, auch von einer mehrmonatigen Pause. Aber schon 82 Tage später stand Miller wieder auf dem Platz, und 98 Tage nach seiner Verletzung lief er wieder in der Bundesliga auf und gehört nun in der Rückrunde zu den Auffälligsten seiner Zunft. Was war in der Zwischenzeit passiert? Miller lacht, er hat diese Fragen oft gehört. Auch von seinen Kollegen. »Die waren richtig verblüfft«, sagt der Fünfundzwanzigjährige. Dann hat er es ihnen erklärt: Miller ist in die Praxis von Mohamed Khalifa nach Hallein gefahren. Dort hat er sich vom Ägypter, der sich selbst Heilmasseur nennt, eineinhalb Stunden behandeln lassen. Das Ergebnis muss außergewöhnlich gewesen sein: »Ich bin vorher gehumpelt und konnte danach – also unmittelbar nach der Behandlung – wieder joggen«, sagt Miller.

Vor ihm haben sich schon einige andere Sportler in die heilenden Hände von Khalifa begeben: Boris Becker mit Problemen in der Schlaghand; Roger Federer mit einem Bänderriss im rechten Sprunggelenk; auch Franziska van Almsick und der Fußballer Andreas Ibertsberger waren bei Khalifa.

Hallein, 9 Uhr 30 morgens, ein klarer Wintertag. Im Wartezimmer der kleinen Praxis sitzt Michael Kalchmayr. Er hat sich bei einem Geburtstagsfest von Freunden überreden lassen, Fußball zu spielen, erzählt der Medizin-Techniker. Ein falscher Schritt im tiefen Boden, und »ich hab gleich gespürt, dass da was kaputt ist«.[106] Das Magnetresonanzbild zeigte: Kreuzband und ein Meniskus waren gerissen. »Ein Nachbar hatte eine ähnliche Verletzung, der war dann bei Herrn Khalifa und konnte nach einem Aufbautraining bald wieder Fußball spielen«, erzählt Herr Kalchmayr, warum er aus Oberösterreich nach Hallein gekommen ist. Er habe zwar gehört, dass die Behandlung schmerzhaft sei, aber einen Versuch sei es schon wert, das Knie ohne Operation wieder normal gebrauchen zu können. Ein wenig verzieht der junge, sportlich wirkende Mann das Gesicht, als aus dem Behandlungsraum ein tiefes Stöhnen dringt. Dort wird gerade ein Profi-Fußballer behandelt, der mich gebeten hat, anonym bleiben zu dürfen: Er sei vertraglich verpflichtet, sich ausschließlich von den Vereinsdoktoren behandeln zu lassen, und die dürfen nicht wissen, dass er jetzt hier versucht, sein

Knie wieder in Ordnung zu kriegen, hat er mir erzählt, bevor er in Khalifas Heiligtum humpelte.

Nach weiteren 20 Minuten ist zu hören, wie der Fußballer drinnen springt und trippelt, Lachen klingt durch die Tür des Behandlungsraums, der groß gewachsene Sportler kommt mit federnden Schritten heraus und verabschiedet sich mit freudigem Blick.

Ich darf zusehen, wie Mohamed Khalifa mit der Behandlung von Michael Kalchmayr beginnt. Der junge Mann zieht seine Hose aus und legt sich auf die Massageliege. Khalifa cremt die Beine des Klienten ein und beginnt tief konzentriert mit seinen Fingern die beiden Beine an verschiedenen Stellen zu berühren, entlangzustreifen, ein wenig zu kneten. Er stehe jeden Tag um zwei Uhr früh auf, hat er mir erzählt, um seine Hände zu trainieren und zu meditieren. Dann komme er gegen fünf Uhr in die Praxis, um sich auf die Patienten vorzubereiten – die MRT-Bilder und andere Diagnosen liegen da schon vor. Mehr als drei Patienten am Tag sind es nie, für mehr reichen seine Energien nicht.

Er spüre eine Art Schwingungen, versucht mir Khalifa zu erklären, was er tut, und diese zeigten ihm an, wo die Funktionen im Organismus blockiert seien. Und er könne dann durch Druck an den richtigen Stellen dafür sorgen, dass die Funktion wiederhergestellt wird, und dass die Zellen angeregt werden, die defekten Teile wieder zu regenerieren. »Ich lerne stets von Neuem, und ich liebe die Zellen.«

Dann schickt mich Khalifa hinaus. Den Kern seiner Behandlung könne er nur ungestört machen.

Nach einer weiteren halben Stunde höre ich, wie auch Michael Kalchmayr im Behandlungsraum leichtfüßig springt, und ich darf wieder zusehen, wie er mit dem verletzten Bein einbeinig Kniebeugen macht und federnd springt.

Wenig später im leistungsdiagnostischen Labor des Instituts für Sportwissenschaft der Universität Salzburg. Michael Kalchmayr geht eine definierte Strecke und Sportmediziner Michael Ofner analysiert sein Gangbild. Alles regelmäßig, alles synchron, kein Unterschied zwischen dem linken und dem verletzten rechten Bein. Auch der Schubladentest zeigt keinen Defekt des Kreuzbandes mehr an.

»Wenn Kollegen den Namen ›Khalifa‹ hören, ist ab diesem Zeitpunkt ein konstruktives Gespräch meist vorbei«, erzählt Michael Ofner. Er selbst habe den Namen erstmals im Februar 2008 gehört, als er auf einem Ball einen alten Schulkollegen traf. »Auf die Frage, wie es ihm gehe, antwortete er: Jetzt wieder ganz gut!«, erzählt Ofner. Der Freund hatte sich beim Fußballspielen das vordere Kreuzband im Kniegelenk gerissen. Nach MRT-Bestätigung hätten ihm die Ärzte die Operation empfohlen, aber dann habe er von dem Mann gehört, der solche Verletzungen mit seinen bloßen Händen heilt. »Euphorisch schilderte er, dass er mit Krücken die Ordination von Herrn Khalifa betrat. Es war ihm dabei unmöglich, das betroffene Bein zu belasten oder sein Knie durchzustrecken. Nach nur einer Stunde Behandlung konnte er problemlos laufen, am betroffenen Bein einbeinig springen und die Stiege auf- und ablaufen. Inzwischen hat er bereits wieder mit einem leichten Fußballtraining begonnen.«

Ofner, der damals vor seiner Doktorarbeit stand, war fasziniert und reichte eine Arbeit über den Manualtherapeuten als Dissertation ein. Die Professoren an der Universität Graz willigten ein. Aus der Doktorarbeit hat sich eine seriöse Studie entwickelt. 30 Menschen mit durch Magnetresonanztomografen von zwei unabhängigen Spezialisten eindeutig diagnostiziertem Kreuzbandriss im Knie wurden in zwei Gruppen aufgeteilt. Die eine Gruppe erhielt eine einmalige Behandlung bei Mohamed Khalifa und die übliche Physiotherapie, die andere Gruppe nur zwölf Einheiten Physiotherapie. Unmittelbar nach Khalifas Behandlung und dann wieder drei Monate später wurden die Patienten untersucht.

Fast alle, nämlich 13 der 15 Patienten, konnten die Praxis über die engen Treppen wieder ohne Krücken verlassen, weil die Funktionalität des Knies nach den eineinhalb Stunden Manualtherapie praktisch komplett wiederhergestellt war.

Aber noch überraschender war: Bei sieben der 15 von Khalifa behandelten Patienten fanden die staunenden Radiologen wieder ein intaktes Kreuzband, in der Kontrollgruppe dagegen, wie zu erwarten, bei keinem einzigen Patienten. Fast die Hälfte der Kreuzbänder war nach dem Druck von Mohamed Khalifas Händen also wieder zusammengewachsen.

Khalifa selbst erklärt das so: »Viele Therapeuten arbeiten über direkte Wirkung durch die Hände – zum Beispiel durch Wärme auf die Durchblutung. Die Ordnung, die ich meine, kann aber nur durch nervös-reflektorische Wirkung erzielt werden. Das erreiche ich durch Einwirkung auf den Leitungsweg, mit dem im Körper alles verbunden ist. Es ist mir gelungen, neue Eigenschaften der Zelle zu entdecken, die der Physiologie noch nicht vollständig bekannt sind.«

Wie ist das möglich? Ofner, ein junger, dynamisch wirkender Mediziner, lächelt. Das wisse noch niemand. Aber inzwischen arbeitet ein gutes Dutzend Spezialisten in einer weiteren Studie an den Erklärungen dafür: Biomechaniker, Traumatologen, Zellbiologen, Orthopäden, Radiologen, Neurologen und Physiker.

Ofner ist überzeugt, dass die Selbstheilungskraft auch beim Kreuzbandriss grob unterschätzt wird. Eine Studie aus der Schweiz etwa konnte nachweisen, dass die Langzeitergebnisse bei Physiotherapie und Operation ähnlich sind. »Eine internationale Arbeit hat gezeigt, dass nahezu alle Kreuzbänder innerhalb von zwei bis drei Jahren auch von selbst wieder heilen können«, berichtet er.[107]

Aber wie ist es möglich, dass nach der speziellen Manualtherapie in Hallein fast alle ihr Knie wieder normal benutzen können und nach drei Monaten die Hälfte der Patienten schon wieder intakte Bänder hat? So viel ist klar: Khalifa übt mit seinen Händen starken Druck auf das Gewebe aus. Er trainiert dafür täglich einige Stunden die Muskulatur seiner Finger. Aber er trainiert auch seine Sensitivität, damit er, wie er sagt, auf die Energien, die er spürt, reagieren kann.

Die Betroffenen berichten von Schmerzen während der Therapie, wie sie sie noch nie erlebt haben. Ist es dieser Druck, der das wundersame und rasche Wachstum der Zellen auslöst?

Möglich, sagt Doktor Ofner. Unter den Zellen des Bändergewebes gibt es besonders viele Stammzellen, die wiederum Zellen nachbauen können. Und der spezielle Druck könnte, so Ofner, »einen kohärenten Biophotonenstrom erzeugen, der die Kommunikation der Zellen erhöht«.

Warum das bei Mohamed Khalifa funktioniert, untersuchen inzwischen Forschungsgruppen an fünf Universitäten, »aus

Sicht der Biomechanik, Biologie, Epigenetik, Psychologie und Neurologie«, wie Ofner konkretisiert. Khalifa spricht von einer Einwirkung seiner Therapie auf die neuromuskuläre Steuerung, die Reflexe, und neuen bislang unentdeckten Eigenschaften von Zellen. »Wenn wir nachweisen können, wie das funktioniert, was diese Eigenschaften sind und wie wir sie gezielt für die Regeneration – sprich die Induktion der Selbstheilungskräfte – verwenden können, könnte das eine wissenschaftliche Sensation sein«, ist sich Ofner sicher.

Das klingt kompliziert und ist es auch. Wie Zellen kommunizieren, ist wahrscheinlich doch weniger geklärt, als es uns die Biologen, Chemiker und Physiker zu erklären versuchen. Der menschliche Körper besteht aus etwa 10.000 Milliarden Zellen. Jede dieser Zellen wiederum ist ein eigener Kosmos, mit eigener Energieversorgung und einem eigenen Kommunikationssystem. Und die Zellen stehen im regen Austausch mit anderen Zellen des Körpers. Woher wissen Zellen, was sie tun müssen, um gemeinsam ein Gewebe oder Organ zu bilden? Woher weiß eine Zelle, wo sie ist? Wo oben ist, links, rechts, unten? »Es ist klar, dass die Zellen das wissen, und zwar aus vielen unterschiedlichen Quellen«, sagt die Zellbiologin Suzanne Eaton vom Max-Planck-Institut für molekulare Zellbiologie und Genetik in Dresden.[108] Und Zellen agieren permanent. Zehn Millionen werden in einer Sekunde neu gebildet, ebenso viele sterben. Ihre Fähigkeit zur Selbstorganisation geht weit über das hinaus, was wir bisher verstehen.

Immer wieder dachte die Wissenschaft, sie hätte das Geheimnis geknackt: zunächst, als die ersten Zellproteine identifiziert wurden, dann, als man einige der Signalprozesse analysieren, und später, als sie die ersten Genome sequenzieren konnte. Doch die Freude war immer verfrüht. Auf die Erkenntnisse folgten neue, komplexere Fragen. Leben ist eben weitaus mehr als nur eine Liste des Inventars einer Zelle. Das Leben in einem Haus ist mehr als seine Möbel und Türen.

Entsprechend hat sich die Aufmerksamkeit der Forschung in den letzten Jahren deutlich verschoben. Die Fragen der Dynamik und der (Selbst-)Organisation von Zellen stehen heute im Vordergrund. Zu diesem Themenkomplex gehört die Frage, wie Zellen eigentlich in oder mit sich selbst Informationen austauschen – und wie sie mit anderen Zellen kommunizieren.

Zellbiologin Suzanne Eaton etwa ist überzeugt, dass der Informationsaustausch zwischen den Zellen der Ursprung des Lebens ist: »Die Fähigkeit, Informationen zu verarbeiten, ist die Basis des Lebens. Dieses Prinzip hatte Erwin Schrödinger in seinem Buch ›Was ist Leben?‹ von 1944 schon erkannt und betrachtete es im Zusammenhang mit dem zweiten Gesetz der Thermodynamik, dass alle geschlossenen Systeme zu einem Zustand maximaler Unordnung tendieren. Die einzigartige Fähigkeit lebender Materie ist nun, örtlich gegen diese Tendenz der Unordnung oder Entropie zu arbeiten. Allmählich verstehen wir, dass weniger Unordnung mehr Information bedeutet. Und Leben ist vor allem die Fähigkeit, Informationen zu verarbeiten.«[109]

Die Prozesse in den Zellen beginnen mit genetischer Information und organisieren sich mithilfe dieser Information und der Energiezufuhr von außen selbst so weiter, dass am Ende nicht nur eine lebende Zelle, sondern ein lebender Organismus, dann sogar einer mit Bewusstsein, entsteht.

Aber wie entsteht biologische Information? Woher weiß die eine Zelle, was die andere tut? Bereits Atome tragen Informationen, etwa über den Spin ihrer atomaren Bestandteile, in sich. Auch Moleküle, also Zusammenschlüsse von Atomen, enthalten Informationen.

Die herkömmliche Zellbiologie meint, die Kommunikation geschieht über Rezeptoren und Chemikalien von Zelle zu Zelle. In den Verbindungsstellen zwischen den Nervenzellen, den Synapsen, spielt obendrein elektrische Ladung eine Rolle. Das reicht aber nicht aus, um das Tempo der Kommunikation etwa im Immunsystem oder auch bei der Neubildung von Zellen zu verstehen, meinen Kritiker wie der deutsche Biophysiker Fritz-Albert Popp.[110] Und er hat dafür durchaus Indizien auf seiner Seite. Was geschieht, damit nach einer Erstinfektion alle darauf spezialisierten Immunzellen bei einer erneuten Infektion überall im Körper praktisch auf einen Schlag den neuen Feind erkennen? Woher kennen die Millionen Zellen, die sich in jeder Sekunde im Körper vermehren, was genau ihr Platz im jeweiligen Organ ist und was sie dort zu tun haben? Die genetische Information gestaltet zwar ihre Ausformung, aber wohl nicht, wo genau unter Millionen Artgenossen sie sich gerade befinden und einordnen.

Popp meint, dass Licht die Informationen so schnell verbreitet. In einem Experiment konnte er nachweisen, dass Zellen auch Lichtteilchen beinhalten, sogenannte Biophotonen.

Die Existenz dieser Biophotonen ist mittlerweile unumstritten. Umstrittener ist, wozu sie gut sind.

Popp sagt: Dieses Licht der Biophotonen ist zwar nur ein ultraschwaches Licht, vergleichbar mit einem Kerzenschein in

20 Kilometer Entfernung, doch liegt gerade in dieser »Zartheit« eine gewaltige Kohärenz und damit eine hochgradige Ordnung. Genau diese Kohärenz sei in der Lage, seine Ordnung auf das umliegende System »abzubilden«. »Dadurch wird es der wichtigste Schlüssel zum Verständnis der kompletten Biochemie, ja der Entstehung des Lebens. Bei den Abermillionen Vorgängen im Organismus benötigen sie nämlich unbedingt ein punktgenaues und effizientes Regulierungssystem. Die Biophotonen übernehmen hierbei mit ihrer immanenten Ordnungsfähigkeit die Kontrolle und Regulation der chemischen Reaktionen«, sagt Popp.[111]

Und auch dafür hat er zumindest Indizien. Experimentell hat Popp festgestellt, dass sich das Licht in unseren Zellen keineswegs chaotisch und zufallsbedingt verhält, sondern einen verblüffenden Zusammenhang aufweist. Die Photonen, laut Quantenmechanik Teilchen und Wellen zugleich, zeigen während der Messphase eine stabile Überlagerung, genannt Interferenz. Das bedeutet: Sie beziehen sich sozusagen aufeinander und bilden laut Popp ein kohärentes elektromagnetisches Feld, in dem Information ausgetauscht wird.

Der Biophysiker ist also überzeugt, dass die Zellen im Organismus über Biophotonen miteinander kommunizieren. Diese Idee von der ordnenden Funktion des Lichts – und wohl auch der Umstand, dass diese Deutung von zahlreichen Esoterikzirkeln als »Beweis« für alles Mögliche bis hin zur »Lichtnahrung« instrumentalisiert wird – ist es, mit der Popp manche seiner Wissenschaftskollegen erzürnt. Denn die herkömmliche Biochemie weiß nichts von kohärenten Zuständen in der Zelle, wie etwa der Biochemiker Heiko Fickert von der Universität Hamburg bekräftigt: »Die Moleküle in einer Zelle wissen mit Sicherheit nichts von den anderen Molekülen.«

Michael Ofner und seine Kollegen vermuten, diese Kommunikation über Biophotonen könnte, von Khalifas Händen auf eine noch unbekannte Art inspiriert, die Stammzellen des Bändergewebes anregen, die zerrissenen Teile extrem schnell zu ersetzen. Bei der aktuell laufenden Studie versuchen die Forscher, die Aktivität der Biophotonen in den Knien der Patienten vor, während und nach der Behandlung durch Mohamed Khalifa zu messen. Professor Popps Mitarbeiter haben Messinstrumente entwickelt, mit denen dies möglich ist.

Letztlich sind Biophotonen ein Phänomen der Quantenphysik. Denn viele Erforscher der subatomaren Sphäre vermuten, dass unser gesamtes materielles Universum auf Information basiert. Der Wiener Quantenphysiker Anton Zeilinger, dem weltweit als Erster die Teleportation von Lichtteilchen experimentell gelang, bekennt: »Richtig vorstellen kann ich mir auch nicht, was bei diesen Vorgängen jenseits von Zeit und Raum vor sich geht.« Gleichwohl könne man »Lichtteilchen als reine Information betrachten«.[112]

Spukhafte
Fernwirkung

Wenn es tatsächlich kohärent wirkende Photonen sind, über welche die zentrale Kommunikation zwischen den Zellen läuft, wäre das vorherrschende Weltbild von Physik und Chemie nicht mehr aufrechtzuerhalten. Denn dieses erklärt uns immer noch, dass solche Phänomene der Quantenmechanik nur auf der subatomaren Ebene stattfinden, also nur in Atomen vorhanden sind, und dort auch nur fast unvorstellbar kurz. Alles, was auf Atomen aufbaut, funktioniere dagegen ganz anders.

Kraft, Beschleunigung und Masse stehen in direkten Verhältnissen zueinander und wirken unmittelbar aufeinander, und das ändert sich nie in der Welt der Materie, lernen wir die Gesetze Newtons schon in der Schule. Durch den Austausch von Energie und die Interaktion von Teilchen wird Ursache übertragen, Punktum.

Aber die Quantenphysik hat uns gelehrt, dass sich die kleinsten Teilchen der Materie, also auch die in uns – oder genauer: von uns –, ganz besonders, ganz anders verhalten. Misst man die Eigenschaften von Atomen, Ionen oder Lichtteilchen (Photonen), nehmen diese erst bei der Messung Eigenschaften an.

Und wenn ein solches Quantenteilchen eine gemeinsame Geschichte mit einem zweiten Teilchen hat (die Quantenphysik nennt das Verschränkung), dann nimmt das andere, egal wie weit weg es ist, im selben Moment ebenfalls die entsprechende Eigenschaft an – obwohl zwischen den Teilchen keine Verbindung besteht. »Die Photonen sind verschränkt, weil sie einmal zusammen waren. Wenn man auf einer Seite misst, weiß man, was das andere tut«, beschreibt das Anton Zeilinger und liefert einen bildhaften Vergleich dazu: »Es ist so, als ob zwei Menschen je die Hälfte eines zerschnittenen Fotos in der Tasche haben, der eine in Wien, der andere in New York. Bis ich meine Hälfte in die Hand nehme, ist nicht festgelegt, ob es die rechte oder linke Hälfte ist. Das entsteht erst beim Nachschauen.«[113]

Zeilingers Team hat inzwischen den Quantenzustand eines Photons von der Kanareninsel La Palma zum benachbarten Teneriffa teleportiert und mit einem Teleskop der Europäischen Weltraumagentur ESA aufgefangen – über eine Strecke von 143 Kilometern. Penibel wurde sichergestellt, dass nichts die Ergebnisse beeinflussen kann. An beiden Orten führten die Physiker dann an den Teilchen Messungen durch, die erst im allerletzten Augenblick nach einem Zufallsprinzip festgelegt wurden. Weil keine Information schneller als die Lichtgeschwindigkeit übertragen werden kann, gab es nach Angaben der Wissenschaftler keine Chance, dass eine Seite wissen konnte, was an der anderen gemessen wurde. Das Ergebnis: Die beiden Teilchen verhielten sich identisch.

Die sogenannte Quantenverschränkung gehört zum Bemerkenswertesten, was die moderne Quantenphysik zu bieten hat. Sie besagt, dass zwei Teilchen A und B, die einmal verbunden waren, auch nach der räumlichen Trennung miteinander verbunden bleiben und mit unendlich hoher Geschwindigkeit Informationen austauschen. Die Änderung an einem Teilchen bewirkt wie von Geisterhand dieselbe Veränderung am jeweils anderen Teilchen. Selbst wenn der Zeitpunkt der Trennung weit in der Vergangenheit liegt oder die Teilchen mittlerweile Tausende Kilometer voneinander getrennt sind, verhalten sich die beiden wie eine Einheit.

Albert Einstein hat den Effekt einst als »spukhafte Fernwirkung« bezeichnet, wohl weil er so schwer mit unseren vorhandenen Interpretationsmustern erklärbar ist. »Man kann dafür keine Erklärung geben im Rahmen des üblichen Weltbildes. Das heißt, die Information liegt vor, dass die beiden Systeme gleich sein müssen, auch wenn sie vor der Beobachtung noch keine vordefinierten Eigenschaften besitzen und obwohl sie keine Verbindung haben. Für mich deutet das in die Richtung, dass Information fundamentaler ist als alle anderen Konzepte«, sagt auch Zeilinger. »Mathematisch kann man es hervorragend beschreiben, es ist kein Problem der Theorie. Das Problem ist das konzeptive Verständnis: Was erzählt uns das über die Welt?«

Seit der österreichische Physiker Erwin Schrödinger in den 1930er-Jahren den Begriff der Verschränkung prägte, sorgte dieses Phänomen immer wieder für erregte Debatten. Die Quantenphysik stellt unser mechanisches Weltbild und die Regeln der Newton'schen Physik auf den Kopf. Aber die meisten Forscher haben eine eher bequeme Haltung gegenüber den unglaublichen Erkenntnissen auf der subatomaren Ebene eingenommen: All diese Phänomene würden nur auf der Ebene kleinster Teilchen innerhalb eines Atoms gelten, in Molekülen oder größeren Objekten verlören sich diese Eigenschaften, und alles sei wieder sauber getrennt und gehorche den Regeln der herkömmlichen Physik.

Die zentralen Argumente der konventionellen Physiker: Die Verschränkung funktioniere nur knapp über dem absoluten Temperaturnullpunkt, und die gespeicherte Quanteninformation geht nach wenigen Millisekunden verloren.

Doch diese Beschränkungen werden nach und nach relativiert. Einen Quantenzustand in einem Diamantkristall für mehr als eine Sekunde bei Raumtemperatur zu speichern gelang Forschern des Max-Planck-Instituts für Quantenoptik in Garching sowie vom California Institute of Technology in Pasadena.[114] Die Forscher halten sogar eine Speicherdauer von einhalb Tagen für möglich, wenn es ihnen gelingt, ihr Verfahren zu verbessern.

Und die Wiener Quantenphysiker haben beobachtet, dass die Quantenteilchen zu einer Art »Erinnerung« auf der Ebene von Atomen führen können, auch wenn die Verschränkung nicht mehr feststellbar ist. Die Atome eines ultrakalten Bose-Einstein-Kondensats etwa verhielten sich über längere Zeit nach dem Quantenmuster. »Teilt man die Atom-Wolke in zwei Teile und führt diese dann wieder zusammen, werden Wellen-Muster sichtbar«, erklärt Jörg Schmiedmayer vom »Vienna Center for Quantum Science and Technology« am Atominstitut der TU Wien. »Sie sind der Beweis dafür, dass in den Atom-Wolken noch immer die Erinnerung daran vorhanden ist, aus einem quantenphysikalisch höchst geordneten Zustand hervorgegangen zu sein.«[115]

Auch Anton Zeilinger ist überzeugt, dass sich letztendlich zeigen wird, dass die Beschränkung der Quantenphänomene heute nur Resultat einer unvollkommenen Messbarkeit ist. »Um die Quantenphysik zu verstehen, müssen wir ungewöhnlich denken, und ich bezweifle, ob diese Bahnen historisch schon beschritten wurden«, sagt er. »Es gibt für die Quantenphysik keine Grenze ihrer Gültigkeit und es sollte irgendwann möglich sein, zu zeigen, dass auch große Systeme quantenphysikalische Phänomene aufweisen.«[116]

Ob die Quantenphysik in lebenden Systemen eine Rolle spielt, die über die der Chemie hinausgeht, sei »eine der interessantesten Fragen in den Naturwissenschaften überhaupt – auch für die Hirnforschung. Es könnte sein, dass das Gehirn gewisse Möglichkeiten nutzt, um schneller zu einem Ergebnis zu kommen – ähnlich wie es bei Quantencomputern der Fall wäre«, skizziert Zeilinger die Denkrichtung. »Das letzte Wort ist aber noch nicht gesprochen.«

Dass diese Denkweise schwer nachvollziehbar ist und von altbackenen Wissenschaftlern bekämpft wird, wundert Zeilinger nicht. Das Paradigma zu jeder Zeit sei gewesen, Gehirn und Bewusstsein anhand der gerade aktuellen Bilder in der Leitwissenschaft Physik zu erklären zu versuchen. Im 19. Jahrhundert gab es mechanische Modelle des Gehirns mit Zahnrädern. Später waren und sind es Vorstellungen mit elektrischen Relais, heute beginnt die Quantenphysik Spuren im Denkbaren zu hinterlassen.

Es gibt aber auch angesichts der Unzufriedenheit vieler mit der konventionellen Medizin kein Feld der Hoffnung, das nicht von Scharen von Scharlatanen besetzt wird. »Quantenmediziner« nennen sich diese im aktuellen Feld, und man kann »Quantenheilung« sogar in Wochenendkursen lernen, das entsprechende Kleingeld vorausgesetzt. Aber dieser Unsinn, der mit trivialen Analogien arbeitet, sollte nicht den Blick dafür verstellen, dass die »Verschränkung« ein Phänomen sein könnte, das manche Abläufe in Heilungsprozessen und möglicherweise auch manche Fähigkeiten von Heilern erklärbar macht.

Zugvögel etwa verfügen über besondere Fähigkeiten. Sie orientieren sich über Tausende Kilometer am Magnetfeld der Erde und finden praktisch immer die alten Brutplätze – nur wie?

Viel zu lange habe man gedacht, die empfindlichen Quantenphänomene gingen in den warmen, verrauschten biologischen Systemen sofort unter, sagt dazu der Physiker Hans Briegel, Professor am Institut für Theoretische Physik und wissenschaftlicher Direktor am Institut für Quantenoptik und Quanteninformation (IQOQI) in Innsbruck.

Aber das kann letztlich auch Resultat unvollkommener Labortechnik sein: Im Experiment sind Ultrahochvakuum und hochstabile Laser notwendig. Die Atome müssen extrem gekühlt werden, um Quantenphänomene wie Verschränkung zu erzeugen und nachzuweisen. Die Apparaturen füllen ein komplettes Labor, der Aufwand ist immens.

Tatsächlich konnte Briegel zeigen, dass sich gerade in biologischen Systemen, die nicht im thermischen Gleichgewicht sind, Freiräume für das Auftreten von neuartigen Quanteneffekten bieten. »Molekulare Bewegung, kombiniert mit Rauschen in der Umgebung, kann gewisse Quanteneffekte sogar unterstützen«, sagt er. Berechnet hat Briegel das am Beispiel der Zugvögel, die mit einer Art innerem Kompass über Tausende Kilometer navigieren können. Es wird vermutet, dass die Vögel das Magnetfeld »sehen«, indem im Auge spezielle biochemische Prozesse stattfinden. Briegel und seine Mitarbeiter konnten zeigen, dass eine Verschränkung der Elektronenspins eines Paars von Quantenteilchen im Auge der Vögel die Empfindlichkeit für eine Art natürlichen Kompass erhöhen kann – sodass auch das relativ schwache Magnetfeld der Erde zur Orientierung ausreicht.[117] Die theoretischen Arbeiten von Briegel zeigen, dass quantenmechanische Verschränkung in der Wärme und im Rauschen von biologischen Systemen bestehen kann.

Die entscheidende Erkenntnis dabei ist, dass Leben kein Gleichgewichtszustand ist. »Lebende Organismen sind ständigen Stoffwechselprozessen unterworfen, die Energie zuführen und Entropie abführen«, erklärt Briegel.[118] So könnte die molekulare Bewegung, die zum Beispiel bei einer Formänderung von Proteinen geschieht, vorübergehende Verschränkungsprozesse auslösen. Auch bei der Photosynthese, mit der die Pflanzen aus Sonnenlicht ihre Lebensenergie schöpfen, könnte die Quantenphysik eine Rolle spielen. Die Übertragung der Energie erfolgt dabei viel schneller, als es physikalisch oder chemisch realistisch wäre.

Und es gibt ernst zu nehmende Wissenschaftler, die an Theorien arbeiten, wie Quanten-Mechanismen an Heilungsprozessen beteiligt sein können. Harald Walach, Lehrstuhlinhaber für transkulturelle Gesundheitswissenschaften an der Universität Viadrina in Frankfurt an der Oder, ist einer dieser Forscher. Er wird von den »Skeptikern«, einer Gruppe Wissenschaftler und

Publizisten, welche die Beschränktheit des aktuellen Forschungsstandes für das wahre Bild der Welt halten, heftig kritisiert.

Walach hat versucht, die Quantentheorie auf alle allgemeinen Prozesse in der menschlichen Lebenswelt zu übertragen.[119] In der Biologie passieren ständig Verschränkungen auch in makroskopischen Systemen, argumentiert er: »Möglicherweise spielt dieser grundlegende Mechanismus auch bei Systemen von Menschen eine Rolle.«[120] Ein Beispiel aus der Lebenswelt sei etwa die Familie oder Partnerschaft oder auch eine therapeutische Beziehung. »Wenn in der Partnerschaft einer ein Problem hat, spürt es der andere, auch wenn er woanders ist, jeder kennt das lebensweltlich.« Oft sei auch zu beobachten, dass sich gleichzeitig mit der Herangehensweise an ein Problem auch die Probleme selbst verändern, erzählt der Psychologe. Die Verbundenheit als globale Variable und die Getrenntheit als lokale Variable konstituieren nach seiner Theorie das Ausmaß der Verschränkung. »Heiler« seien demnach in diesem einen möglichen Erklärungsmodell Menschen, welche die Balance zwischen Verbundenheit und Getrenntheit besonders gut halten können. »Heiler machen das Gegenteil dessen, was wir aus unserer Lebenswelt kennen. Wenn meine Frau einen Hass auf mich hat, dann merke ich das. Der Heiler aber stellt in seinen Gedanken einen Zustand her, der beim Patienten nicht vorhanden ist. Und weil er das gut kann, gelingt es ihm manchmal, diesen Zustand zu transportieren«, sagt Walach. Das wäre dann ein Geschehen analog zu einer Quanten-Teleportation. Ähnliches passiere auch bei der »Gegenübertragung«, einem bekannten und vielfach beschriebenen Phänomen in der Psychotherapie, wenn der

Therapeut plötzlich Erlebnisse nachempfindet, die der Klient in seinem Leben einmal hatte, aber dem Therapeuten gar nicht erzählt hat.

Das sei nur ein Erklärungsmodell, betont Walach, er würde nicht behaupten, dass das eine gültige Theorie sei. Aber es gebe eben bei beobachteten Heilungen neben den prozesshaften, über längere Zeiträume ablaufenden Prozessen auch Sekundenphänomene. Es kommt vor, dass bei Menschen schwere Erkrankungen kurz nach Begegnungen mit »Heilern« oder schon unmittelbar während dieser Begegnungen einfach verschwinden.

Auch Reaktionen im Immunsystem oder in der Steuerung hormoneller Prozesse im Körper liefen manchmal so schnell und umfassend ab, dass sie mit den konventionellen kausalen Modellen der Chemie und Physik nicht erklärbar sind. Zum Beispiel die Erinnerungsfähigkeit des Immunsystems an einzelne Erreger und die Geschwindigkeit, mit der diese Erinnerung abgerufen wird.

Die Quantenphysik lehrt auch eine andere wichtige Erkenntnis: Sie weiß um den Einfluss, den ein Beobachter auf ein Experiment hat. Der Beobachter entscheidet, wie er ein Experiment anordnet, und diese Anordnung bestimmt bis zu einem gewissen Grad die Eigenschaften des beobachteten Objekts. Ändert sich die Versuchsanordnung, so ändern sich auch die Eigenschaften, man sieht also Photonen als Teilchen oder als Wellen – niemals beides gleichzeitig.

Kann die Quantenphysik der Biologie unter die Arme greifen? Kann sie der Biologie helfen, Experimente so zu gestalten, dass zum Beispiel das, was der Meditierende oder der Heiler wahrnimmt, gemessen werden kann? Kann die Quantenphysik helfen, zu verstehen, was in unserem Gehirn vor sich geht? In unseren Zellen und zwischen den Zellen? Ich bin überzeugt, dass wir diese Frage in einigen Jahren eindeutig mit einem »ja« beantworten werden.

Lebens-Rhythmen

Wir spüren es eigentlich auch tagsüber in und an uns, aber das Verständnis der konventionellen Medizin von der mechanischen Funktion des Organismus hat lange den Blick darauf verstellt: Im menschlichen Organismus laufen alle Prozesse nach gewissen Rhythmen ab, und die sind höchst unterschiedlich.

Bereits die alten Griechen beobachteten, dass bestimmte Pflanzen nach Einbruch der Dunkelheit ihre Blätter hängen ließen, um sie am nächsten Morgen wieder dem Sonnengott Helios entgegenzustrecken. Aber erst im Jahr 1729 dokumentierte der französische Astronom Jean Jacques d'Ortous de Mairan, dass ein Krautgewächs unabhängig vom Sonnenlicht seine Blätter am Morgen öffnete und am Abend wieder schloss. Auch in dauerhafter Dunkelheit behielt die Pflanze diesen Rhythmus wochenlang bei.

Die Naturwissenschaft ließ sich durch solche Beobachtungen lange nicht aus dem mechanistischen Rhythmus bringen. Bis Mitte des 20. Jahrhunderts folgte man strikt dem Dogma, dass sich Lebewesen nur deshalb rhythmisch verhalten, weil sie auf Signale ihrer Umwelt reagieren.

Die Bunkerexperimente des Deutschen Jürgen Aschoff, dem Pionier der Chronobiologie, brachten den Durchbruch. Im bayrischen Andechs isolierte er in den 1960er-Jahren Versuchspersonen von Tageslicht und jeglichem sozialen Kontakt in komfortablen Laborbunkern und beobachtete ihr Schlaf-Wach-Verhalten. Schon bald stellte sich heraus, dass die Probanden ihren ureigenen Biorhythmus beibehielten: Auch ohne Wecker standen sie in etwa zu gleichen Uhrzeiten auf, aßen ungefähr zu den gleichen Zeiten und legten sich zu ähnlichen Uhrzeiten wieder schlafen. Allerdings pendelten sich die meisten auf einen Rhythmus von ungefähr 25 Stunden ein – ein Phänomen, das »circadianer Rhythmus« (lateinisch circa, etwa; dies, Tag) genannt wird.

Dass es eine innere Uhr geben musste, stand nun für die kleine, feine Zunft der Chronobiologen zweifelsfrei fest. Nur wo versteckte sie sich? Die Suche konzentrierte sich auf das Gehirn: Forscherteams entdeckten Anfang der 1970er-Jahre bei Ratten kaum stecknadelgroße Nervenanhäufungen auf der Höhe der Nasenwurzel hinter den Augen. Wurden diese Nervenbündel der Versuchstiere zerstört, gerieten jegliche Tagesrhythmen – vom Blutdruck bis zur Periodik der Körpertemperatur – durcheinander. Wegen seiner Lage tauften die Forscher das Areal »suprachiasmatisches Nucleus« (SCN), was so viel wie »Kern über dem Kreuz« bedeutet. Doch die Hoffnung, das Zentrum der inneren Uhr gefunden zu haben, wurde bald relativiert: Bei Versuchstieren, denen der SCN entfernt wurde, stellte sich nach einiger Zeit wieder ein Rhythmus ein. Gab es etwa mehr als nur eine innere Uhr?

Mittlerweile wissen die Forscher, dass es nicht nur eine, nicht zwei, sondern Milliarden innerer Uhren gibt: Jede Körperzelle besitzt eine, jede mit ihrem eigenen Rhythmus. Die verschiedenen Uhren sind hierarchisch organisiert – so besitzt jedes Organ seine eigene Uhrengruppe, welche die interne zeitliche Koordination regelt. In einer Art Austauschprogramm halten sich die Uhrengruppen der Körperorgane und -zellen ständig im Gleichtakt.

Ihr Herzstück sind Uhren-Gene, die Informationen für die Herstellung von Proteinen enthalten. Von Tagesbeginn an produzieren sie so lange Proteine, bis ein bestimmter Höchstwert erreicht ist – in der Folge wird der langsame Abbau eingeleitet. Am nächsten Morgen beginnt das Procedere dann wieder von vorn. Oberste Steuereinheit bleibt jedoch der SCN: Wie ein Orchester-Dirigent gibt er den Takt vor und bestimmt den richtigen Einsatz der Instrumente. Die Oberuhr und ihre Unteruhren arbeiten keinesfalls starr wie physikalische Uhren vor sich hin, sondern alle passen sich wie ein Regelkreis veränderten Umständen an und sind äußerst lernfähig. »Diese rhythmische Organisation hat einen antizipatorischen Charakter: Der Körper weiß etwa um drei Uhr nachts, dass der Blutdruck um sieben oder acht Uhr ansteigen wird«, erklärt Björn Lemmer, Direktor des Instituts für Pharmakologie und Toxikologie der Universität Heidelberg.[121] »Das sind selbstorganisierende Rhythmen, die voraussagen, was der Körper machen wird. Durch diesen vorausschauenden Charakter haben wir einen Überlebensvorteil.«

Auch die Rhythmen des Lebens in unserem Körper ticken individuell höchst unterschiedlich. Nach chronobiologischen Gesichtspunkten gleicht kein Mensch dem anderen. Dennoch tendiert jeder mehr oder weniger stark zum Morgen- oder Abendtyp, ist entweder »Lerche« oder »Eule«. »Extreme Chro-

notypen sind aber selten, die meisten Menschen sind Misch-
formen«, erklärt Wolfgang Marktl, Präsident der Wiener Aka-
demie für Ganzheitsmedizin. »Lerchen« sind Menschen, deren
Uhr etwas zu schnell geht, ihr innerer Tag entspricht etwa
24 Stunden. Sie stehen morgens zeitig auf, fühlen sich schnell
munter, nicken dafür aber abends früher ein. »Eulen« gehen
vergleichsweise spät ins Bett, ihr innerer Wecker klingelt später
als bei den »Lerchen«. Die innere Uhr von Nachtmenschen
geht zu langsam, für einen Tag braucht sie deutlich länger als
24 Stunden. Deshalb erreichen »Eulen« die Höchstwerte ihrer
inneren Rhythmen später als »Lerchen«.

Die Ausprägung dieser Chronotypen beginnt bereits in der
Kindheit, lediglich während der Pubertät sind die meisten Jugendlichen tendenzielle »Eulen«. So wird auch verständlich,
warum die Mehrzahl der Teenager Schwierigkeiten hat, morgens auf Touren zu kommen. Schon seit Jahren fordern Chronobiologen, Pädagogen und Schlafforscher deshalb die Verle-
gung des Schulbeginns auf neun Uhr. Einschlägige Studien
haben nämlich gezeigt, dass sich die Leistungen erheblich verbessern, wenn der Schulstart um eine Stunde nach hinten verschoben wird.

Erst am Beginn stehen die Forscher bei der Frage, welche
Rhythmus-Änderungen zu Krankheiten führen. Störungen der
rhythmischen Koordination von Körperfunktionen können sicher als erstes Warnzeichen für eine kommende Erkrankung
wahrgenommen werden. Insulin etwa, so Lemmer, »wird im
Körper immer pulsatil freigesetzt, also neben der 24-Stun-
den-Rhythmik in Rhythmen von etwa 15 Minuten. Das Erste,
was bei Diabetikern verschwindet, bevor Symptome der Krank-

heit auftreten, ist diese pulsatile Rhythmik.« Auch bei Brustkrebspatientinnen wurde beobachtet, dass sich die Hauttemperatur verändert hatte.

Seit Neuestem gerät aber auch ein anderes Krankheitsbild in den Fokus der Chronobiologen: das zumindest in den westlichen Ländern bedrohlich zunehmende Metabolische Syndrom, jenes gefährliche Gemisch aus erhöhten Risikofaktoren und Defekten, an dem in den USA inzwischen jeder sechste Einwohner leidet. Blutdruck und Blutzuckerspiegel sind zu hoch, Betroffene werden extrem übergewichtig, bekommen oft schon früh Altersdiabetes, neigen zu Herzkrankheiten und krankhaftem Schnarchen mit Atempausen. Die Hinweise verdichten sich, dass das Verbindende zwischen den vielen Facetten der Krankheit eine Störung der zeitlich organisierten Stoffwechselkontrolle im Zwischenhirn ist. Offenbar hat der Körper Probleme, Phasen der Ruhe und Energiespeicherung und Zeiten der Aktivität und Nahrungsaufnahme auseinanderzuhalten, so das Fazit eines Teams um Ruud Buijs vom niederländischen Institut für Hirnforschung in Amsterdam. Die Wissenschaftler hoffen, die gefährliche Krankheit – neben Anweisungen zu mehr Aktivität und einer kalorienreduzierten Ernährung – mit chronobiologischen Therapien kurieren zu können.

Vor allem Schichtarbeiter können ein Lied davon singen, welche Folgen ein dauerhaftes Leben gegen die innere Uhr haben kann: Sie müssen aktiv sein, wenn die Uhr Ruhe diktiert. Überdurchschnittlich häufig leiden sie an Schlafstörungen, Magen- und Verdauungsproblemen oder sind anfälliger für Depressionen. Der Mensch ist für Schichtarbeit einfach nicht geschaffen.

Ähnlichen Belastungen sind Menschen ausgesetzt, die regelmäßig lange Flüge über mehrere Zeitzonen unternehmen. Ihr biologischer Zeitmesser lässt sich nicht binnen kürzester Zeit wie eine Armbanduhr verstellen.

Während der Nachtstunden ist normalerweise die Ausschüttung der Stresshormone abgeschaltet, Hormone wie Melatonin übernehmen das Kommando im Orchester der Körpersäfte. Und in diesem Zustand finden im ganzen Körper intensive Reparaturarbeiten an defekten Zellstrukturen und DNA-Strängen statt. Der Schlaf ist also eine mehrfach hochaktive Zeit – in unseren Träumen verarbeiten wir unsere Eindrücke, das Hirn sortiert die Millionen Inputs aus dem vergangenen Tag und speichert die als archivtauglich ausgewählten Informationen im Langzeitgedächtnis. Gleichzeitig herrscht volle Konzentration des Hormon- und Immunsystems auf die Reparatur von Zelldefekten und die Vernichtung von Zellen, die sich unkontrolliert vermehren.

Diese Zeit mit all ihren emsigen Aktivitäten ist eine ganz wichtige Erholungsphase des gesamten Organismus. Wird sie gestört, sinkt die Fähigkeit des Körpers, mit Krebszellen fertigzuwerden, stark ab. Seit 2007 werden in den USA, in Dänemark und Deutschland laufend umfangreiche epidemiologische Studien veröffentlicht, die schließlich ein gemeinsames Bild ergeben: Schichtarbeiter sowie Pfleger in Krankenhäusern haben ein deutlich erhöhtes Risiko, an Prostatakrebs zu erkranken, bei Krankenschwestern mit unregelmäßigen Nachtdiensten ist das Brustkrebsrisiko sogar um 70 Prozent höher als bei Berufskolleginnen mit normal geregelter Arbeit. Ähnlich ist es beim Personal in Langstreckenflugzeugen, wobei sich nachweisen ließ, dass die Belastung durch den Schichtdienst wesentlich gefährlicher ist als das Risiko durch die in hohen Luftschichten erhöhte Radioaktivität, über die bereits viel publiziert wurde.

Für eine dieser Untersuchungen durchkämmten Johnni Hansen und Christina Lassen von der dänischen Krebsgesellschaft Gesundheitsdaten von 18.500 Frauen, die zwischen 1964 und 1999 in der dänischen Armee gedient hatten. Darunter fanden sie 218 Frauen, die an Brustkrebs erkrankt waren und noch lebten. Ihnen und knapp 900 Frauen ohne Brustkrebs schickten die Forscher ausführliche Fragebogen mit Fragen zum Job (Schichtarbeit), zum Lebensstil (Geburten, Verhütungspille, Rauchen, Alkohol, Solariumsbesuche etc.) und zum Tageszeittyp (Morgen- oder Abendmensch). Bei der Auswertung der Fragebogen zeigte sich: Frauen, die dreimal oder öfter pro Woche Nachtschicht arbeiten und dies während mindestens sechs Jahren tun, haben ein etwa doppelt so hohes Risiko, an Brustkrebs zu erkranken als Frauen ohne Schichtarbeit. Wer hingegen nur ein- oder zweimal pro Woche eine Nachtschicht schiebt, hat kein erhöhtes Krebsrisiko, berichten die Forscherinnen.[122]

Offenbar ist das Immunsystem von Menschen, die tagsüber oder unrhythmisch schlafen müssen, massiv geschwächt. Wer seine Nächte nicht im dunklen Schlafzimmer verbringt, sondern in einer hell erleuchteten Krankenhausstation Patienten bewacht oder im Flugzeug permanent Zeitzonen überquert, bietet Krebszellen langfristig offenbar verbesserte Bedingungen. Besonders die Lichtverhältnisse und das Hormon Melatonin spielen nach bisherigen Erkenntnissen eine große Rolle. Das Licht – wichtigster »Zeitgeber« für den Körper – beeinflusst die Produktion von Melatonin: Das Hormon wird nur bei

Dunkelheit produziert. Tierversuche etwa haben deutlich gezeigt, dass Melatonin vor Krebs schützt.

Die Erkenntnisse der Chronobiologie rütteln auch sonst am Denkgebäude der modernen Medizin, die Organe eher wie kleine Maschinen sieht, die regelmäßig laufen. Folglich werden die meisten Arzneien möglichst gleichmäßig mehrmals über den Tag hinweg dosiert, weil die Wirkung so zu jedem beliebigen Zeitpunkt konstant ist. »Das widerspricht dem dynamischen Charakter eines lebenden Organismus, der eine Zeitstruktur aufweist«, betont Wolfgang Marktl, Physiologe an der Medizinuniversität Wien. »Für das optimale Funktionieren eines Organismus ist nicht nur der Transport des richtigen Materials in den richtigen Mengen zum richtigen Ort notwendig, dies muss auch zur richtigen Zeit geschehen.«

Das übliche Schema »dreimal täglich« bei der Medikamenten-Einnahme »ist schwachsinnig«, wird Pharmakologe Lemmer im Gespräch deutlich, »man schließt unsinnigerweise die Nacht aus, vergisst dabei aber, dass die Konzentrationen der Pharmaka im Körper verstärkt abfallen.« Immerhin wird inzwischen bei einigen Medikamenten auf die neuen Erkenntnisse Rücksicht genommen. Asthma-Medikamente und säurehemmende Medikamente gegen Magengeschwüre etwa wirken abends besser. Der morgendliche starke Anstieg des Blutdrucks ist zusammen mit zunehmender Aktivität am Beginn des Tages mitverantwortlich für das gehäufte Auftreten von Herzinfarkten zwischen sechs und zwölf Uhr. Ärzte raten deshalb zur Einnahme von Blutdrucksenkern am frühen Morgen.

Ein völlig untypisches Zeitprofil weisen dagegen Patienten mit Nierenleiden oder Diabetes auf: Ihr Blutdruck fällt nachts entweder gar nicht oder steigt sogar an. »Das erhöht deutlich das Risiko für Schlaganfälle oder Schäden an Nieren und Gefäßen«, sagt Björn Lemmer von der Universität Heidelberg.

Welche Folgen die Missachtung des Faktors Zeit etwa bei Nierenleiden haben kann, zeigt die Dialyse. Elf Jahre lang begleitete ein amerikanisches Forscherteam der Emory University in Atlanta 242 Patienten, die eine Blutwäsche brauchten. Jeder der Probanden war zu Beginn mindestens 60 Jahre alt und wurde nach dem Zufallsprinzip einer Vormittags- oder einer Nachmittags-Dialyse zugeteilt. Das Ergebnis war alarmierend: Patienten, die ihre Blutwäsche am Vormittag hatten, lebten im Schnitt 941 Tage weiter – um 471 Tage länger als diejenigen, die am Nachmittag ihre Termine hatten. Der späte Termin erwies sich als genauso starker Risikofaktor, wie wenn die Patienten eine zusätzliche Herzkrankheit gehabt hätten, erklärt Studienleiter Donald L. Bliwise, »wir nehmen deshalb an, dass die biochemischen Selbstreinigungskräfte am Morgen wesentlich stärker sind«.[123]

Wie schon erwähnt, spielt der Schlaf eine wesentliche Rolle für unsere Lebens-Rhythmen. Mehr als das: Er ist lebenswichtig, Schlafentzug hält der Mensch wesentlich kürzer aus als etwa den Entzug von Nahrung.

Aber weshalb schlafen wir? Wenn es allein nach den Körperfunktionen ginge, müssten wir wahrscheinlich gar nicht schlafen, weiß die moderne Schlafforschung: Da würde auch eine immer wieder einmal eingestreute längere Pause genügen. Wozu also ging die Evolution das enorme Risiko des Schlafs – eine Zeit, in der wir schutzlos den Feinden ausgeliefert sind –

dennoch ein? Weil Schlaf in vielfacher Hinsicht wichtig und in Wahrheit eine Zeit höchster Aktivität ist.

Im Schlaf hat das Stresssystem Pause und sein Partner, das Immunsystem, erwacht. Milliarden von spezialisierten Zellen gehen an den Zell-Service: Alte und beschädigte Zellen werden ersetzt und dem Recycling zugeführt, Krebs-Vorstufen zerstört. Aber noch bedeutsamer dürfte sein, dass das Immunsystem den Schlaf nutzt, um ein Gedächtnis für Krankheitserreger zu formen. Es kann nur funktionieren, wenn es die Krankheitserreger, die ihm schon einmal zu schaffen gemacht haben, sofort wiedererkennt und wenn es weiß, wie es dann gegen sie vorgehen muss. Es werden nicht nur Antikörper, sondern auch Gedächtniszellen gebildet, die sich an den Erreger erinnern. Der Tiefschlaf ist für diese Art der Gedächtnisbildung im Immunsystem wichtig. Versuchspersonen, die nach einer Impfung geschlafen hatten und dabei sehr viel Zeit im Tiefschlaf verbrachten, hatten noch ein Jahr später erheblich mehr Antikörper im Blut als die Mitglieder einer Kontrollgruppe, die nach der Impfung die ganze Nacht über wach geblieben waren.[124]

Das Gehirn benötigt während des Schlafs annähernd gleich viel Energie wie am Tag, es ist also gewissermaßen hellwach. Während des Schlafs verfestigt und bearbeitet unser Gehirn das, was wir tagsüber erlebt haben. Lange hat man geglaubt, dass wir im »Traumschlaf« genannten REM-Schlaf Gedächtnisinhalte in den Langzeitspeicher überführen. Neuere Forschungen zeigen aber, dass der REM-Schlaf dafür weniger wichtig ist, der Transferprozess vom Zwischenspeicher des Hippocampus in die als Langzeitspeicher fungierende Hirnrinde findet eher im Tiefschlaf statt. Dabei wird auch nicht alle tagsüber aufgenommene Information in den Langzeitspeicher transferiert, sondern nur das, was wichtig ist. Das Gehirn muss irgendwie verhindern, dass sich in ihm gigantische Mengen an Daten und Datenschrott ansammeln, sodass es aus allen Nähten platzt. Aber es ist wahrscheinlich, dass es Informationen nicht vernichtet, sondern nur unterschiedlich archiviert – die bedeutsamen so, dass sie jederzeit in passenden Situationen wieder aufrufbar sind. Wir merken das, wenn wir etwa ein Dorf wieder besuchen, das wir schon Jahrzehnte nicht mehr gesehen haben. Sofort erkennen wir, wo ein Haus fehlt, eines neu gebaut wurde oder eine ganz andere Farbe hat.

Manche Wissenschaftler vermuten, dass das Träumen bei der Auswahl des Bedeutsamen eine wichtige Rolle spielt: dass beim Träumen das Gehirn neue Information mit alter Information mischt und dann abspeichert. Versuchsteilnehmer berichten, dass sich in ihren Träumen neue mit alten Erfahrungen mischen, die beide häufig emotional miteinander verbunden sind. Der Schlafende bearbeitet Themen, die ihn beschäftigen, und findet durch die Kreativität der Träume möglicherweise Lösungen für seine aktuellen Probleme.

Eine ähnliche Theorie besagt, dass wir uns in Träumen auf Situationen vorbereiten und praktische Fähigkeiten trainieren, die wir später brauchen. So bekommen bei den Schlafforschern auch Albträume eine neue Bedeutung: Wir trainieren im Schlaf die Bewältigung von gefährlichen Situationen. Meister des »luziden Träumens« wissen das seit Langem. Sie können im Klartraum Fähigkeiten einstudieren, die sie dann beim Aufwachen beherrschen. Immer wenn man tagsüber eine brenzlige Situation erlebt, verfestigt sich im Traum das Wissen darum und um die Ausweichmöglichkeiten, um beim nächsten Mal diese Gefahr zu umgehen. Und wer Gefahren vermeidet, hat eine höhere Überlebenschance.

Widerstandskraft
und Resilienz

Es gibt zahlreiche Untersuchungen über die Qualität und Quantität verschiedener Stressfaktoren. Demütigung am Arbeitsplatz und schlecht bewältigte Beziehungsprobleme stehen dabei stets ganz oben. In Wahrheit sind die damit befassten Wissenschaftler aber schon vor etlichen Jahren zur Überzeugung gelangt: Es gibt nichts, was – allein für sich genommen – negativen Stress verursachen muss.

Dieser belastende Stress entsteht immer erst durch die subjektive Bewertung der äußeren Umstände im Kopf des einzelnen Menschen. Ein neuer Auftrag auf dem ohnehin schon überquellenden Schreibtisch kann ebenso als zusätzliche Belastung wie als weitere Chance gesehen werden. Selbst bei so gravierenden Ereignissen wie Naturkatastrophen oder plötzlichen Todesfällen in der Familie zeigen Untersuchungen, dass Menschen ganz unterschiedlich damit umgehen können. Etwa ein Drittel reagiert mit schweren Stresssymptomen, ein weiteres mit mittleren, das letzte Drittel mit leichten oder gar keinen.

Leider schafft diese Erkenntnis allein den Stress noch nicht aus der Welt. Denn die Kriterien für diese innere Bewertung sind meist tief in der eigenen persönlichen Geschichte, in den eigenen Erfahrungen verwurzelt. Stressforscher nennen diese im Lauf der Biografie gewachsenen Grundbedürfnisse »Sollwerte«. Stress entsteht immer dann, wenn diese – vermeintlich oder tatsächlich – verletzt werden. Allein schon der Verdacht, der Ehemann könnte fremdgehen, verletzt den Sollwert Liebe, der unzufriedene Chef das Bedürfnis nach Anerkennung, ein unzuverlässiger Kollege den selbst auferlegten Anspruch, die Arbeit bis zum Abend perfekt erledigt zu haben.

Verhindern lässt sich diese unbewusst und in Sekundenbruchteilen ablaufende, innere Bewertung nicht. Aber ändern. Die Ansprüche an sich und andere kennenzulernen und gelegentlich auch zu revidieren, halten Experten heute für den ersten wichtigen Schritt einer effizienten Stress-Therapie, und die ist eine wichtige Voraussetzung für die Verbesserung der Selbstheilungskräfte.

Der zweite Schritt setzt beim Selbstbild an. Denn parallel zur inneren Bewertung einer Situation läuft immer auch ein zweites Programm in uns ab. Dabei wird, ebenso unbewusst, »analysiert«, ob man sich den neuen Umständen gewachsen fühlt. Das ist der Grund, warum Optimismus und Selbstsicherheit zu den besten Gesundheitsversicherungen gehören. Ein »Das habe ich noch nie gekonnt« wird den negativen Stresslevel erhöhen, ein »Kompliziert, aber ich hab schon viel Schwierigeres gemeistert« dagegen ein positives Gefühl erzeugen, selbst wenn die äußeren Umstände zunächst als bedrohlich eingestuft wurden.

Es würde mehr als ein ganzes Leben lang dauern, alle Studien über Gesundheitsgefahren zu lesen. Inzwischen wurde jeder Lebensbereich durchforstet, jeder Grenzwert analysiert, und in vielen Fällen ließen sich eindeutige Zusammenhänge herstellen. Die gesammelten Erkenntnisse können Angst machen. Freilich lässt sich fast jede dieser Studien auch umgekehrt lesen. Wenn etwa Missbrauch in der Kindheit das statistische Risiko für psychische Schäden oder etwa Herz-Kreislauf-Erkrankungen um x Prozent erhöht, heißt das im Umkehrschluss, dass y Prozent trotzdem nicht daran erkranken.

Die meisten Forschungsarbeiten beschäftigen sich ausschließlich damit, zu untersuchen, was krank macht. Der aus den USA nach Israel emigrierte Medizinsoziologe Aaron Antonovsky hingegen versuchte herauszufinden, warum Menschen trotz vieler potenzieller Belastungen gesund bleiben. Bei einer 1970 durchgeführten Untersuchung über Klimakteriumsbeschwerden israelischer Frauen hatte er – eher zufällig – mit erhoben, ob die Frauen während des Naziterrors in Konzentrationslagern waren. Die Auswertung der Daten über körperliche und psychische Gesundheit brachte ein erwartbares Ergebnis: 51 Prozent der nicht vom Nazi-Terror Belasteten waren relativ gesund, bei den Frauen, die das Konzentrationslager durchlitten und überlebt hatten, lag der Wert bei nur 29 Prozent. Nach klassischer Medizinlogik hätte das Fazit der Studie also gelautet: Belastung macht krank.[125]

Antonovsky beeindruckte aber nicht so sehr der Umstand, dass mehr als zwei von drei Frauen nach dem Martyrium krank waren, sondern dass die restlichen trotz der unvorstellbaren Qualen keine Langzeitfolgen zeigten und relativ gesund geblieben waren. Die Ergebnisse seiner Untersuchungen sind als »Konzept der Salutogenese« bekannt geworden.[126] Es führte weg von der bislang praktizierten Ursachenforschung von

Krankheiten und hin zur Erforschung von sozialen, physiologischen, biochemischen, emotionalen und kognitiven Gesundheitsfaktoren.

Antonovsky sah an den gesund weiterlebenden KZ-Insassinnen, was ihre zentrale Fähigkeit war: der Kohärenzsinn, »eine grundlegende Lebenseinstellung, die ausdrückt, in welchem Ausmaß jemand ein durchdringendes, überdauerndes und zugleich dynamisches Gefühl der Zuversicht hat, dass seine interne und externe Umwelt vorhersagbar ist und eine hohe Wahrscheinlichkeit besteht, dass sich die Angelegenheiten so gut entwickeln, wie man vernünftigerweise erwarten kann«.[127]

Menschen, die diese Grundhaltung haben, leben gesünder und länger und können auch mit schweren Belastungen deutlich besser umgehen. Wenn sie doch krank werden, kommen sie damit besser und schneller zurecht. Sie können auch unbekannte neue Reize als strukturierte Information bearbeiten und sehen fordernde Situationen eher als Herausforderung denn als Belastung an. Sie sind überzeugt, genug Ressourcen zu haben, um neuen Anforderungen zu begegnen, und sie sind zuversichtlich, dass die vom Leben gestellten Probleme es wert sind, gelöst zu werden. Sie fühlen sich bedeutsam und glauben an die Sinnhaftigkeit ihres Tuns.

Auf die Arbeiten Antonovskys bin ich schon relativ früh gestoßen, weil die Geschichte meiner Familie auch von Erfahrungen in den Konzentrationslagern der Nazis geprägt ist und das Leben der Überlebenden mich bald beschäftigt hat. In Antonovskys Heimat Israel trägt in der Holocaust-Gedenkstätte Yad Vashem ein Baum im Wald der »Gerechten unter den Völkern« den Namen meines Vaters. Hermann Langbein hat zunächst als überzeugter Kommunist im Spanischen Bürgerkrieg gegen das faschistische Franco-Regime gekämpft und wurde nach der Niederlage der internationalen Brigaden in Südfrankreich interniert. Als die Nazis Frankreich eroberten, begannen für ihn vier Jahre, die sein Leben prägen sollten: vier Jahre in den Konzentrationslagern des NS-Regimes.

Mein Vater war als politischer Häftling und »Deutscher« privilegiert, und er nutzte diese Privilegien. Er spielte als Schreiber des Lagerarztes in Auschwitz der SS vor, kooperativ zu sein. Er arbeitete gezwungenermaßen mit der SS zusammen, aber er tat es, um sie zu manipulieren. Dass er Schauspieler war, hat ihm dabei sicher geholfen. Er organisierte mit einigen Mithäftlingen in der »Kampfgruppe Auschwitz« den Widerstand im wohl brutalsten KZ. Er rettete Leben, organisierte Fluchten und sammelte Informationen. Die Alliierten waren durch ihn und seine Genossen schon 1944 vom industriellen Völkermord informiert, aber sie reagierten nicht. Mein Vater saß Monate im berüchtigten »Bunker«, dem kaum jemand lebend entkam. Er wurde gefoltert, aber eine Kette von Zufällen ließ ihn am Leben bleiben. Er konnte im letzten Moment fliehen.

Die Gemeinschaft der Kommunisten hat es ihm sicher erleichtert oder überhaupt erst möglich gemacht, in dieser mörderischen Umgebung aufrecht zu bleiben. Doch gerade diese Gemeinschaft sollte seine zweite Tragödie werden. Sein konkreter Traum von einer gerechteren Gesellschaft zerbrach, als er in Budapest den realen Sozialismus kennenlernte. Er war gläubiger Kommunist, aber er war auch ein wacher Geist mit einem sperrigen Gerechtigkeitssinn.

Ich bin dort geboren und kannte die Erzählungen meiner Eltern aus jenen Tagen in Budapest, trübe, düstere, schwarze Bilder. Ich dachte, es müssen Baracken oder Zinskasernen gewesen sein, in denen ich die ersten Lebensmonate verbrachte. Als ich das erste Mal in Budapest in jener Straße, in jenem Haus war, wurde mir bildhaft klar, wie drastisch der Zusammenbruch der Welt der Ideale für meine Eltern gewesen sein muss: Das Haus meiner frühesten Kindheit steht inmitten des Botschafterviertels von Budapest, die Häuser dort sind Villen und Bürgerhäuser. Die Schwärze der Erzählungen meiner Eltern stammt aus ihrem Innersten.

Die Folge der Abwendung von der kommunistischen Partei war Isolation, ich habe sogar meine Verwandten, die in der KPÖ blieben, erst kennengelernt, als ich 17 Jahre alt war. Alle hatten sich an das Kontaktverbot gehalten, das über Abtrünnige verhängt wurde.

Heute weiß ich, dass mein Vater damals wohl auch das zweite Grundgefühl verloren hat, das ein Mensch für ein glückliches Leben braucht: das Grundvertrauen, dass die Menschen um ihn herum grundsätzlich nichts Böses im Sinn haben.

Das Drama, dem Massenmord entgangen zu sein, bewältigte er, indem er sein ganzes Leben der Aufarbeitung des Holocaust widmete: Er war maßgeblich an der Verfolgung der Täter beteiligt, organisierte in den KZ-Verbänden Unterstützung für die überlebenden Mithäftlinge, schrieb zahlreiche Bücher über die Umstände der Mordmaschinerie der Nazis und ging unermüdlich in Schulen, um als Zeitzeuge zu berichten, was geschehen war. Ich habe inzwischen viele getroffen, die ihn als Schüler erlebt haben: Seine Ruhe und Klarheit, seine Erzählungen ohne jeden Hass haben tiefe Spuren hinterlassen. Die Jugend war für ihn die Hoffnung. Er reiste begeistert von Schule zu Schule. Erlebnisse von dort hat er, der sonst wenig erzählte, mir öfter berichtet, und seine Augen wurden heller dabei.

Mein Vater hat »Schwielen auf der Seele« davongetragen, wie er selbst das Unterdrücken der Emotionen nannte, die sein Leben begleiteten. Beim großen Auschwitz-Prozess, den er mit vorbereitete und begleitete, begann sein Leiden an Asthma. Aber mein Vater blieb ansonsten kräftig und gesund, er starb erst mit 84 Jahren. Viele seiner ehemaligen Mithäftlinge durften ähnlich alt werden. Ich bin mir recht sicher, dass er zumindest in den letzten Jahrzehnten zufrieden war, trotz aller Schicksalsschläge und Wendungen. Auch noch, als er bereits todgeweiht im Krankenhaus lag, rief er meine Schwester und mich zu sich und bat uns, seine Termine für die geplanten Symposien und Referate zu organisieren und ihn, der nun in seiner Beweglichkeit eingeschränkt war, dorthin zu begleiten.

Dazu ist es nicht mehr gekommen. Auffallend war auch, dass er und seine Mitstreiter eine tiefe Ruhe und Gelassenheit ausstrahlten, auch über Wehwehchen kaum jammerten und ihrem persönlichen Umfeld, aber auch neuen Menschen außerordentlich interessiert gegenübertraten. Um mit Antonovsky zu sprechen: Sie fühlten sich bedeutsam und glaubten an die Sinnhaftigkeit ihres Tuns.

Parallel zu Antonovsky hat die Psychologin Emmy Werner über 40 Jahre die Entwicklung von rund 200 Kindern auf der Hawaii-Insel Kauai begleitet.[128] Diese wuchsen unter extrem schwierigen Bedingungen – Armut, Drogenkonsum und Gewalt – auf. Wie zu erwarten, entwickelten zwei Drittel der Kinder massive Schul-, Drogen- und später Anpassungsprobleme, ihnen blieb der Zugang zu einem erfolgreichen Leben vorerst verschlossen, und sie wurden bereits als Jugendliche straffällig und/oder psychisch krank.

Doch ein Drittel dieser Risikokinder entwickelte bestimmte Eigenschaften und Strategien, die es ihnen erlaubten, nicht an den Umständen zu zerbrechen. Sie zeigten als Kinder oder Jugendliche keine Lernschwierigkeiten oder Verhaltensdefizite und entwickelten sich zu kompetenten, selbstbewussten und fürsorglichen Erwachsenen. Sie kamen mit ihrem privaten und gesellschaftlichen Leben gut zurecht und schätzten ihre schulischen und beruflichen Ziele und Erwartungen realistisch ein. Im Alter von 40 Jahren war keines dieser Risikokinder arbeitslos oder auf staatliche Fürsorge angewiesen und keines war mit dem Gesetz in Konflikt geraten. Scheidungsrate, Sterblichkeitsrate und die Anzahl chronischer Gesundheitsprobleme lagen bei diesen Menschen im mittleren Lebensalter signifikant niedriger als bei den gleichaltrigen Personen gleichen Geschlechts. Außerdem waren ihre Leistungen im schulischen und beruflichen Bereich sogar im Vergleich zu einer Gruppe, die in einem ökonomisch sicheren und stabilen Umfeld aufgewachsen war, ähnlich oder sogar besser.

Was hat diese Kinder »unverwundbar« gemacht? Die Entwicklungspsychologin Werner identifizierte ähnliche Eigenschaften und Faktoren wie schon Antonovsky. Sie nannte es »Resilienz«, also Widerstandskraft. Der aus dem Englischen stammende technische Begriff »resilience« bezeichnet eigentlich die Eigenschaft von Werkstoffen, nach starken Verformungen wieder die ursprüngliche Gestalt anzunehmen (»Fußballeffekt«). Ein bezeichnendes Bild: Wenn wir es schaffen, nach einer Kollision mit einer Krankheit oder enttäuschten Erwartungen unsere Dellen aufzufüllen und wieder rund zu werden, steigt unsere Widerstandskraft.

Inzwischen hat eine Vielzahl von Studien an Kindern und Erwachsenen die Beobachtungen und Analysen von Emmy Werner und Antonovsky bestätigt.

Resilienz ist das Vermögen einer Person oder auch einer Familie, sich trotz schwieriger Lebensbedingungen auf sozial akzeptiertem Wege gut zu entwickeln. Dieses Vermögen umfasst den Widerstand gegen die Zerstörung der eigenen Integrität (Unbescholtenheit, Unverletzlichkeit, Unbestechlichkeit) unter äußerem Druck und den Aufbau eines positiven Lebens unter widrigen Umständen.

Aber wie erlangen diese Menschen die Eigenschaften, die sie stark und widerstandsfähig machen? Und kann man diese Fähigkeiten auch erlernen?

Ja, sagen Werner, Antonovsky und Kollegen, denn Menschen wählen und formen ihre Erfahrungen und Umwelten.

Jein, sagen Werner, Antonovsky und Kollegen, denn frühe biografische Umstände, intellektuelle Fähigkeiten und manche Lebensumstände sind nicht so leicht zu beeinflussen.

Einhellig warnen sie vor einer schematischen Betrachtung. Resilienz ist kein einheitliches Muster von Persönlichkeiten, existiert abgestuft und in vielen Facetten und entwickelt oder schwächt sich durch neue Zusammenhänge immer wieder neu. Aber die vielen Untersuchungen zeigen auch, dass Resilienz auf bestimmten Fähigkeiten basiert:

Akzeptanz: Resiliente Menschen leugnen die Wirklichkeit und damit verbundene unangenehme Gefühle des Ärgers oder der Trauer nicht.

Selbstverantwortung: Resiliente Menschen sehen sich selbst nicht als Opfer der Umstände, sondern übernehmen Verantwortung für ihr Handeln und ihr Leben.

Selbstwirksamkeit: Resiliente Menschen glauben daran, Einfluss auf ihr Leben zu haben und etwas an der Situation ändern zu können.

Optimismus: Resiliente Menschen wissen, dass es schwere Zeiten im Leben gibt. Sie glauben aber daran, dass sich die Dinge auch wieder zum Positiven wenden.

Lösungsorientierung: Resiliente Menschen schauen in die Zukunft und passen sich den veränderten Bedingungen an. Sie ziehen die richtigen Schlüsse aus dem, was passiert ist, und lernen daraus. Wenn notwendig, suchen sie nach neuen Optionen, um glücklich zu sein.

Netzwerkorientierung: Resiliente Menschen sind bereit, Hilfe von außen anzunehmen, und bauen sich Freundschaften auf, die ihnen in schweren Zeiten Unterstützung bieten.

Alle diese Fähigkeiten sind auch erlernbar, wenngleich viele Muster, wie wir mit Problemen umgehen, sicher tief verwurzelt sind.

Doch gerade schwere Krankheiten sind tiefe Einschnitte, die auch die Chance bedeuten, manche der Muster zu verändern. Bei den Menschen, deren erstaunliche Heilung ich beobachten konnte, war das so. Alle haben nach einer Phase der Verzweiflung und Angst Wege gefunden, ihre eigenen Muster des Umgangs mit Belastungen zu ändern.

Und weil Bindung und Beziehung Grundvoraussetzungen für Resilienz sind, bin ich auch überzeugt davon, dass gute Heiler, egal ob im konventionellen Medizinbetrieb oder in der alternativen Szene, in hohem Maß intuitiv die Resilienz ihrer Klienten erhöhen, indem sie ihnen an entscheidenden Stellen Impulse geben. Welche entscheidenden Stellen dies sind, hat die Amerikanische Psychologische Gesellschaft anschaulich zusammengefasst[129]:

Soziale Kontakte aufbauen: Gute Beziehungen zu Familienmitgliedern, Freunden oder anderen Menschen sind äußerst wichtig. Sie stärken das Selbstwertgefühl und sind hilfreiche Unterstützer in Notzeiten. Auch das soziale Engagement in einem Ehrenamt oder die Teilnahme an religiösen und spirituellen Gruppen wirken als Puffer.

Krisen sollten nicht als unüberwindliches Problem betrachtet werden: Die Tatsache, dass etwas Schlimmes passiert ist, kann nicht rückgängig gemacht werden. Aber man hat Einfluss darauf, wie man darüber denkt und wie man darauf reagiert. Stressereignisse sind dann weniger belastend, wenn man glaubt, sie kontrollieren zu können, und sie nicht als dauerhaft, sondern zeitlich begrenzt wahrnehmen kann. Wer die Hoffnung nicht verliert, dass die Zukunft Besseres bereithält, wird von der schweren Gegenwart nicht niedergedrückt. Die Überzeugung, die eigenen Lebensumstände positiv beeinflussen zu können, keine Marionette des Schicksals zu sein, ist eines der wichtigsten Merkmale der Resilienz.

Realistische Ziele entwickeln: Wichtig ist, die Zukunft nicht aus den Augen zu verlieren. Wünsche und Ziele sind trotz des Verlustes, trotz der Schmerzen noch vorhanden. Man muss sie erkennen und regelmäßig etwas dafür tun, sie zu verwirklichen.

Die Opferrolle verlassen, aktiv werden: Es ist verständlich, angesichts einer schweren Krise oder scheinbar unlösbarer Probleme den Kopf in den Sand zu stecken und zu resignieren. Doch das Verharren in der Opferrolle schwächt zusätzlich. Vielmehr sollte man eine Bestandsaufnahme der Situation machen – worin liegt die Herausforderung, wie groß sind die Belastungen, welche Handlungsmöglichkeiten habe ich? – und sich dann darauf konzentrieren, was man selbst verändern kann. Resiliente Menschen ergreifen in schwierigen Situationen die Initiative. Sie lassen sich nicht vom Geschehen lähmen.

An die eigene Kompetenz glauben: Menschen lernen oftmals etwas aus widrigen Umständen, sie wachsen und entwickeln sich angesichts eines Verlustes. Viele, die Tragödien erlebten, berichteten später von intensiveren Beziehungen, einem gewachsenen Selbstwertgefühl und einem intensiveren Lebensgefühl. Wer fähig ist, sich in Krisenzeiten neu zu entdecken, zieht daraus Kraft.

Eine Langzeitperspektive einnehmen: Auch wenn die Gegenwart äußerst schmerzhaft ist, sollte man versuchen, sie in den gesamten Lebenskontext zu stellen. Hilfreich dabei ist die Frage: Was war in der Vergangenheit für mich ähnlich schwierig, wie bin ich damit umgegangen, und welche Bedeutung hat dieses Ereignis heute für mich?

Für sich selbst sorgen: So wichtig es ist, in einer Krise aktiv zu bleiben und Unterstützung zu suchen, so wichtig ist auch der Rückzug, um zu trauern, zu klagen, nachzudenken, aber auch um neue Energie zu tanken. Viele Menschen ziehen Stärke aus – im weitesten Sinne – spirituellen Handlungen. Das können das Engagement in einer Glaubensgemeinschaft, aber auch Meditation oder andere Mentaltechniken sein.

Amerikaner neigen dazu, im calvinistischen Übereifer ihre Erkenntnisse in strikte Regeln zu gießen. Weil sich das mit der menschlichen Natur nicht verträgt, sind solche Regeln meist unwirksam. Ich würde diese zentralen Fähigkeiten daher nicht als Leitlinien missverstehen, sondern sie als Elemente deuten, nach denen das eigene Handeln und Trachten modifiziert werden kann. »Resilienz ist das Endprodukt eines Prozesses, der Risiken und Stress nicht eliminiert, der es den Menschen aber ermöglicht, effektiv damit umzugehen«, sagt Emmy Werner, die Mutter der Resilienzforschung.[130] Und dieser Prozess kann nur stattfinden, wenn die soziale Umgebung dies fördert. Denn unser gesamtes Wesen, egal ob das nun hirnphysiologisch oder philosophisch oder spirituell definiert wird, ist auf Gemeinschaft, auf Austausch mit anderen Menschen ausgelegt. Wird dieser Austausch unterbunden, dann gehen auch die Voraussetzungen verloren, Widerstandskraft zu entwickeln.

Heilsames
in anderen Kulturen

Heiler ist der älteste Beruf der Menschheit. Am ersten Feuer, das Menschen entzündeten, saß ein Heiler mit im Kreis. Die Menschen brauchten immer Heiler und Hebammen, ist Ethnomediziner Wulf Schiefenhövel überzeugt. »Die wichtigste Aufgabe der Heiler ist es, die Angst vor Krankheit und Geburt zu mindern. Ihre primär psychosomatische Therapie führt dazu, dass die Patienten sich besser fühlen. Denn wenn ich ängstlich oder depressiv bin, steht es auch schlecht um mein Immunsystem.«[131] Die Heilkundigen aller Kulturen haben ihr Wissen und ihre Erfahrungen tradiert, an die nächste Generation weitergegeben.

Alle indigenen Völker, die heute noch beobachtet werden können, haben auch ein umfangreiches Wissen über die Heilkraft von Pflanzen.

Die Ethnomediziner haben mittlerweile sorgfältig zusammengetragen, dass es in allen menschlichen Kulturen ein gemeinsames Verständnis von Krankheit und Gesundheit gibt. »Es scheint, als ob der Mensch nur ein, in seinen wesentlichen Zügen einheitliches Instrumentarium besitzt, um seinen heilkundlichen Bedürfnissen gerecht zu werden«, sagt der Wiener Ethnomediziner Armin Prinz.[132] Diese universalen, einheitlichen Elemente sind:

Zum ersten das Phänomen der Bikausalität von Krankheit, das heißt die Annahme, dass zum Ausbruch einer Krankheit immer zwei gleichzeitig vorhandene Ursachen nötig sind; einerseits eine »natürliche«, etwa eine Infektion im weitesten Sinne oder ein Unfall, andererseits eine »übernatürliche« wie Hexerei oder Magie. Letztere sind allgemein als Zeichen einer gestörten Beziehung zur sozialen Umwelt des Patienten zu deuten, ausgelöst zumeist durch ein soziales Fehlverhalten. Die Behandlung muss folgerichtig ebenfalls in zweifacher Hinsicht einsetzen: Erstens müssen die »natürlichen« Ursachen beseitigt und deren Folgen behandelt werden, und zweitens muss das soziale Gefüge wieder so gestaltet werden, dass es die Geister besänftigt und den Kranken in Balance bringt.

Das zweite Grundprinzip nennen die Ethnomediziner das humorale und solidare Denken in den Heilkunden: Ersteres ist die Vorstellung, dass die »Körpersäfte« in einem schlechten Mischungsverhältnis zueinander stehen und daher krank machen, Letzteres die Annahme, dass im Körper an einer Stelle Materie erkrankt, die dann auf größere Teile des Organismus ausstrahlend übergreift. Beide Vorstellungen sind in allen Heilkunden zu finden. Nur die neue europäische Medizin hat in ihrem Hang zum Dogmatismus immer nur eines dieser beiden Krankheitskonzepte als »wissenschaftlich« gelten lassen.

Das dritte universelle Prinzip ist die Signaturenlehre: die Vorstellung, dass in den Pflanzen und Tieren Zeichen Gottes oder der Geister vorhanden sind, die dem Menschen zeigen, gegen welche Krankheit sie als Arzneimittel eingesetzt werden können, vor welchen Krankheiten sie schützen oder welche Krankheiten durch sie ausgelöst werden können. Es bedarf nur des gläubigen Sehens, damit der Heilkundige diese Zeichen erkennen kann. Reste der Signaturenlehre finden wir etwa auch in der modernen Farbpsychologie, nach der Pillen und Kapseln von Arzneimitteln eingefärbt werden – und diese Farben wirken tatsächlich, das ist durch Studien belegt. Grün suggeriert eine Wirksamkeit auf die Atmung, Rot auf Herz und Kreislauf und Braun auf die Leber; Blau verspricht Nervenberuhigung und Schlaf.

Alle Zivilisationen und Hochkulturen der Menschheitsgeschichte haben darüber hinaus komplexe und ganzheitliche Vorstellungen und Konzepte darüber hervorgebracht, was den Menschen gesund erhält, was ihn krank macht und wie Krankheit bekämpfbar ist. Auch wenn viele der Ansätze mit den Augen der modernen Wissenschaft betrachtet nicht überprüfbar oder auch unrealistisch sein mögen: Alle diese Konzepte definieren den Menschen ganzheitlich in seinem Verhältnis zur Umwelt – zur Natur und zur sozialen Realität seines Lebenszustands – und Krankheit dementsprechend als Störung der Balance in diesem gesamten Umfeld.

Die Gesundheitslehren der alten Hochkulturen gingen von einem umfassenden, ganzheitlichen Verständnis des Lebens aus. Dämonen und Götter spielten in der Frühphase überall eine prägende Rolle, doch die Beobachtung der Gesetzmäßigkeiten der Natur und deren Übertragung auf den menschlichen Organismus lösten diese Vorstellungswelt allmählich ab. Am weitesten war der Prozess der Entwicklung einer naturkundlichen Medizin wohl in China vorangeschritten.

Die heute so fundamental gegensätzlichen Denksysteme – hier das naturwissenschaftliche, auf Organfunktionen und deren Reparatur zentrierte Denken im Westen, das den Menschen tendenziell wie eine Maschine sieht, im Osten dagegen das holistische, systemische Verständnis von Gesundheit und Krankheit – waren damals noch nicht in dem Ausmaß entwickelt, wie wir es heute erleben. Die Lehren des Hippokrates, der alten chinesischen Medizin und des Ayurveda haben viele Übereinstimmungen. Doch in Europa gingen diese Denkwelten mit der Christianisierung, den Brüchen im Mittelalter und der Renaissance weitgehend verloren, um schließlich von der durch die Industrialisierung geprägten mechanistischen Naturwissenschaft endgültig in den Hintergrund gedrängt zu werden.

Das Gesundheitsverständnis im alten China war vielschichtig und reich an komplexen Regeln, die im Ergebnis dem heutigen Verständnis etwa der Ordnungstherapie von innerer Balance nahekommen. Die richtige Zusammensetzung der Ernährung hatte eine zentrale Bedeutung, psychisches Wohlbefinden wurde durch Übungen gestärkt, die Einflüsse der Natur und der Gesellschaft berücksichtigt. Doch letztlich dreht sich alles um Qi – die Lebensenergie. Der Fluss des Qi muss in Gang gehalten werden, um Gesundheitsstörungen zu vermeiden.

Ich habe für eine mehrteilige TV-Dokumentation einige Wochen in China verbracht. Am markantesten ist mir der Besuch in einem kleinen Dorf in Szechuan in Erinnerung, wo Li Zhang seine Praxis als traditioneller Mediziner betreibt. Seine Praxis sieht aus wie ein Laden, zur Straße hin ist sie komplett offen. Das »Wartezimmer« sind einige Stühle und eine Bank, die eigentlich auf dem Geshsteig stehen würden, wenn es einen gäbe. Einige Patienten liegen weiter hinten im garagenähnlichen Raum auf Liegen, in der Mitte ein kleiner Tisch mit dem Doktor in traditionellem Gewand. Eine Patientin klagt über Verdauungsbeschwerden. Doktor Li fühlt den Puls. Chinesische Mediziner lernen, 36 verschiedene Pulsarten zu unterscheiden. Der Doktor diagnostiziert, Magen und Milz seien geschwächt, und verordnet Akupunktur und eine Kräutermischung. Magen und Milz meint aber nicht Organe nach unserem Verständnis, es sind eher Metaphern für Organsysteme.

Doktor Li hat dann auch mich zu seinem Tisch gebeten und meinen Puls gefühlt. Wir spüren beim Puls den Herzschlag, sonst nichts. Er aber – der mich bis dahin nicht kannte – erzählte mir gleich die Geschichte meiner Erkrankungen, und nach ein, zwei Minuten konzentrierten Pulsfühlens stimmte seine Geschichte exakt mit dem überein, was Schulmediziner über die Jahre mit Koloskopie, Computertomografie und Mikroskop herausgefunden hatten.

Chinesische Heiler sehen, ertasten und erfragen, ob die Energien stocken und ob es den Menschen gelingt, den Idealzustand einer Balance zwischen der inneren und äußeren Harmonie aufrechtzuerhalten. Anders als die moderne Medizin, die auf Blutwerte, Risikofaktoren und Kontrastmittel baut, um Störungen zu erkennen, ist bei der Diagnostik der Chinesen der Arzt selbst das Messinstrument. Er bedient sich keiner hochsensiblen Geräte, aber er bringt sehr viel Aufmerksamkeit, Erfahrung und Zeit ein, um den Patienten als ganzheitliches Wesen zu erfassen.

Die Traditionelle Chinesische Medizin (TCM) sieht die Organe nicht getrennt von Gefühlen, den Geist nicht getrennt von körperlichen Vorgängen und den Menschen nicht getrennt von seiner Umwelt. Alles steht mit allem in Verbindung und befindet sich in einem ständigen Prozess der Veränderung. Trotzdem existieren seelische Krankheiten im Sinne der westlichen Psychotherapie nach traditioneller chinesischer Auffassung nicht. Ein wenig Rigidität ist auch dabei: Die Einordnung in die gegebene gesellschaftliche Ordnung gilt als erster notwendiger Schritt, um wieder gesund zu werden.

Die traditionellen Mediziner, von denen es im modernen China nur noch wenige gibt, leben selbst nach den Maximen der Balance. Vater Li Zhang und seine vier Söhne bereiten sich mit Tai-Chi, der meditativen Übung zur Körperbeherrschung, auf den Tag vor. Es sind konzentrierte, ruhige Übungen, jeder macht andere Bewegungen, die er über die Zeit als zu ihm passend gefunden hat.

Abends werden im kleinen Hinterhof die Kräuterzubereitungen hergestellt und Steine bei konstanten Temperaturen geröstet, um die gewünschten Minerale zu lösen. »Manche Leute finden die Kräutermischungen in der Anwendung kompliziert und schlucken lieber westliche Medikamente«, erzählt er. »Diese Arzneien haben aber viele Nebenwirkungen. Viele Patienten merken das und kommen in letzter Zeit wieder verstärkt zur chinesischen Heilkunde zurück.«[133] Freilich ist TCM im boomenden Industriestaat China inzwischen eine Randerscheinung geworden – die überwiegende Mehrheit in den Städten schwört inzwischen auf die westliche Schulmedizin.

Die alte chinesische Gesundheitslehre ist wesentlich umfassender als das, was uns heute in Europa als »traditionelle chinesische Medizin« begegnet. In China war es die erste Aufgabe eines guten Arztes, die Menschen in seiner Gemeinde gesund zu erhalten. Nur die Gesunden bezahlten ihn. Die chinesische Medizin ist in diesem Sinne eher eine vorsorgende Lehre vom guten Lebensstil, die eine Reihe von Techniken und Ratschlägen bereithält, um diesem Ziel nahezukommen. Dazu zählen regelmäßige Körperübungen ebenso wie Atem-, Entspannungs- und Massagetechniken (Tai-Chi, Qigong, Shiatsu, Tuina), ausgewogene Ernährung, Regeln für das Leben im Rhythmus der Jahreszeiten sowie eine ausgefeilte Gesellschaftslehre, in der es um die bestmögliche Erfüllung der materiellen und seelischen Bedürfnisse geht – Feng-Shui.

Natürlich gab es auch im alten China genügend Kranke. Die Ärzte wären aber nicht auf die Idee gekommen, diese Leiden auf ein krankes Herz, einen Leberschaden oder einen zu hohen Cholesterinspiegel zurückzuführen. Vielmehr konstatierten sie eine Störung des inneren Gleichgewichts und der Kräfteströme.

Schon die Wortwahl hilft beim Verstehen, wie chinesische Medizin Krankheit und Heilung versteht. »Therapeutisch eingreifen« ist gleichbedeutend mit »ordnend eingreifen«. Die fundierte Überzeugung ist: Die positive Gestaltung der Lebensumstände, eine den Jahreszeiten, aber auch dem Menschentyp angepasste Ernährung und Kleidung, ein ausgewogenes Sexualverhalten und eine Balance von Ruhe und Bewegung können den Ausbruch von Krankheiten verhindern.

TCM ist Erfahrungsmedizin. Was Menschen hilft, wurde anfangs nicht auf wissenschaftlich-experimentelle Weise erkundet. Vielmehr haben unzählige Heilkundige im Laufe von Jahrtausenden Gutes von Schlechtem zu trennen gelernt und dabei, selbst unter dem kühlen Blick abendländischer Rationalität, nicht selten erstaunliche Erfolge erzielt – ob es sich um Erkältungen handelt, um Magengeschwüre, Rheuma, Gesichtslähmung oder Rückenleiden, ob als Therapie Heilkräuter-Tinkturen, Akupunktur oder eine Tuina-Massage verordnet wird.

Lange Zeit verschloss sich die Lehre von den Meridianen der gewohnten Herangehensweise der westlichen Naturwissenschaften. Doch die moderne Neurowissenschaft findet nach und nach immer mehr Vorgänge, die zumindest manche Thesen der Traditionellen Chinesischen Medizin als plausibel erscheinen lassen. So ist inzwischen belegt, dass die Reaktion entlang der Meridiane von intakten Nervenfunktionen abhängt. Bei halbseitig Gelähmten etwa tritt sie nicht auf, wenn die gelähmte Seite behandelt wird. Bei querschnittgelähmten Patienten wiederum funktioniert die Schmerzbehandlung nicht, wenn die Nadeln unterhalb der lähmenden Läsion gesetzt werden. Und bei etwa der Hälfte der Meridiane konnten die westlichen Mediziner fast an der gleichen Stelle Nervenbahnen nachweisen, bei der anderen Hälfte dagegen nicht.

Die dünnen Akupunktur-Nadeln werden inzwischen weltweit eingesetzt, vor allem auch in den westlichen Industriestaaten. Untersuchungen zeigen, dass sie bei Erbrechen, Asthma und vielen anderen Erkrankungen sowie vor allem bei chronischen Schmerzen gut oder sogar besser wirken als die besten westlichen Medikamente.

Doch wie Akupunktur tatsächlich wirkt, ist für die westliche Medizin immer noch ein Rätsel. Daher ist bei westlichen Medizinern die Annahme weit verbreitet, dass die Wirksamkeit der Akupunktur auf einer besonders guten Ausnutzung des Placebo-Effekts beruhe, der durch die Stichreize die körpereigene Schmerzregulation und damit die Ausschüttung opiatähnlicher Substanzen aktiviere.

Auch nach Auffassung des indischen Ayurveda ist für Gesundheit eine ausbalancierte Position des Individuums in Natur und Gesellschaft wesentlich. Auch dabei werden die Kräfte der Natur definiert und auf das Verständnis vom Menschen umgelegt, wird der Mikrokosmos Mensch mit dem Makrokosmos, dem Universum, verknüpft. Ayurveda kennt unterschiedliche Elemente (Doshas) wie Wind, Feuer oder Wasser, welche die körperliche Konstitution festlegen – Begriffe, wie sie ganz ähnlich auch in der chinesischen und der alten griechischen Medizin vorkommen. Bei jedem Menschen dominiert ein Element. Das definiert seinen Typ sowie die Art, wie er/sie leben soll, aber auch Methoden, wie ihm/ihr im Problemfall geholfen werden kann.

Ayurveda wurde Aufzeichnungen zufolge bereits 4000 vor Christi Geburt praktiziert. Es beschäftigt sich nicht nur mit dem materiellen Körper, sondern umfasst auch die Bereiche Kräuterheilkunde, Ernährungslehre, Körperarbeit, Sexualtherapie, Ordnungstherapie, Chirurgie, Psychologie und Spiritualität. Durch die hinduistische Kultur verbreitete sich Ayurveda im Osten bis nach Indonesien. Die Buddhisten fügten ihre Erkenntnisse hinzu, so wurde Ayurveda zur Grundlage der Heilsysteme in Tibet, Sri Lanka sowie Burma und beeinflusste auch die Traditionelle Chinesische Medizin. Im Westen entwickelten die Griechen (Hippokrates), angeregt durch die indische Heilkunst, ihre alte griechische Heilkunde. Und auch die Heiltraditionen der Römer, Kelten, Germanen und Slawen hatten Gemeinsamkeiten mit Ayurveda. Im Mittelalter und in der Renaissance kamen zahlreiche ayurvedische Kräuter nach Europa, die unter anderem von Heilern und Heilerinnen wie Hildegard von Bingen verwendet wurden, beispielsweise Galgant. Noch heute werden etwa 80 Prozent der Bevölkerung Indiens mit ayurvedischen Methoden behandelt.

Meera Sreeraj ist Ayurveda-Ärztin im südindischen Thrissur. Sie sagt: »Im Ayurveda behandeln wir nie nur ein lokales Problem, sondern immer den ganzen Menschen. Wenn einer mit einem Augenproblem kommt, behandeln wir nicht nur das Auge.«[134]

Nach der ayurvedischen Lehre öffnet etwa die Ölmassage alle Hautporen – die Wirkstoffe des Öls dringen ein und verbinden sich mit zellschädigenden Stoffen, das sind zum Beispiel Silikate. Nach Vorstellung der Inder werden die so gebundenen Zellgifte mit dem Öl abtransportiert. Einmal über das Blut in den Verdauungstrakt, aber auch zurück durch die sieben Schichten der Haut, wo das Gemisch außen als Schweiß abgesondert wird.

Die indische Medizin kennt eine Unzahl von Heilmitteln, die vor allem aus Wurzeln und Pflanzen hergestellt werden. Einige davon haben den Weg bis zu uns und sogar bis zu schulmedizinischer Anerkennung gefunden, die Boswellia-Säure aus dem indischen Weihrauch-Harz etwa. »Wir verwenden es derzeit als Schmerzmittel und gegen Entzündungen und bei Katarrh als Salbe auf die Stirn. Es hilft auch gegen Migräne und chronische Kopfschmerzen«, sagt Doktor Meera.

An der Universität Tübingen wurde die anti-entzündliche Wirkung von Weihrauch mit unseren pharmakologischen

Techniken bei Darmentzündungen untersucht. »Wenn man Cortison im Vergleich zu Boswellia-Säure bei Patienten anwendet, die unter entsprechenden Entzündungen leiden, ist der Effekt fast der gleiche. Beim Cortison sind die Nebenwirkungen allerdings sehr beträchtlich, bei den Boswellia-Präparaten ist das weniger ausgeprägt«, sagt Oliver Werz, Pharmakologe an der Uni Tübingen.[135]

Eine moderne Fassung des Ayurveda entstand in Zusammenarbeit von westlichen Medizinern mit Maharishi Mahesh Yogi, dem Begründer der Transzendentalen Meditation. Diese im Westen fast ausschließlich praktizierte Form des Ayurveda wird Maharishi Ayurveda genannt.

Gesundheit bedeutet im Ayurveda, in Harmonie mit sich und seiner Umwelt zu sein. Der Grundsatz der ayurvedischen Medizin ist, Gesundheit zu fördern und Krankheiten zu vermeiden. Das wird durch die Balance der drei elementaren Lebenskräfte erreicht, die auch die drei Körpersäfte oder Doshas genannt werden: Vata, Pitta und Kapha. Von Geburt an dominiert meist eine der drei Kräfte oder eine Mischform von zwei Kräften, seltener sind alle drei Kräfte gleich stark ausgeprägt. Treten Krankheiten auf, ist nach ayurvedischer Ansicht eines der Doshas zu stark ausgeprägt und muss wieder ins Gleichgewicht gebracht werden.

Die Körpersäfte werden durch Einflüsse wie die Ernährung, das Klima, die Jahreszeiten, der Lebensstil und die Gefühle beeinflusst. Ein Überschuss oder Mangel eines Doshas äußert sich durch einen Überschuss oder Mangel der ihm zugeschriebenen Eigenschaften. Wenn überschüssige Körpersäfte in die physischen und energetischen Kanäle des Körpers gelangen, kann der ayurvedischen Medizin zufolge der Fluss und damit die Versorgung des Körpers gestört werden. Ist die Verdauung geschwächt, können unverdaute Nahrungsbestandteile gemeinsam mit den Körpersäften die Kanäle blockieren und sich an Schwachstellen des Körpers ablagern, wo in der Folge Krankheiten entstehen. Das Konzept der »Kanäle« oder »Srotas« im Ayurveda hat einerseits Ähnlichkeiten mit dem westlichen System der Blut- und Lymphgefäße etc., andererseits mit dem Meridiansystem der chinesischen Medizin. Der Zustand der Doshas wird durch Puls- und Zungendiagnose, die Untersuchung des Bauches und eine Befragung des erkrankten Menschen festgestellt.

Im Gegensatz zu theoretisch komplexen Medizintraditionen wie jenen Chinas oder Indiens hat die Traditionelle Afrikanische Medizin keine niedergeschriebene, ausformulierte Grundlage und basiert nur auf regionalen Überlieferungen. Das Rückgrat der traditionellen Medizin Afrikas sind Heilkräuter und spirituelle Rituale. Von den etwa 6400 im tropischen Afrika vorkommenden Pflanzen werden mehr als 4000 für Heilzwecke verwendet.

Voodoo gilt bei uns als Inbegriff von Irrationalität und esoterischem Humbug. Die wahre Voodoo-Heiltradition hat freilich wenig damit zu tun. Die traditionellen Heiler im Ursprungsland der Religion, im westafrikanischen Benin, sind ins Gesundheitssystem eingebunden und organisieren die Basisversorgung in Abstimmung mit den Schulmedizinern in den Städten. »Die Voodoo-Zeremonien haben wenig mit den Zombie-Ritualen zu tun, die der Westen aus Filmen kennt«, sagt die Ethnologin Ulrike Sulikowski von der Universität Wien. »Die

Heiler haben einen systemischen Ansatz, beziehen die Familie in die Heilrituale ein. Und Voodoo-Heilmittel können Blutdruck und Kreislauf ähnlich beeinflussen wie die westlichen Arzneien.«[136]

Ho'oponopono – »in Ordnung bringen« – ist ein Verfahren der alten Hawaiianer zur Aussöhnung und Vergebung. Ähnliche Bräuche sind im gesamten südpazifischen Raum bekannt. Traditionelles Ho'oponopono wurde durch einen Heilkundigen zur Therapie körperlicher und geistiger Krankheiten durchgeführt, vorwiegend mit Familiengruppen. Krankheit würde durch Fehltritte, Streit oder Ärger verursacht, welche die Götter verärgern. Ritualisierte Sätze wie »Es tut mir leid. Bitte verzeih mir. Ich liebe dich. Danke!« würden dafür sorgen, dass der Fehler die Macht über die Person verliert.

Auch in der islamischen Tradition haben Heiler ihren festen Platz. Mohamed Farag ist einer von ihnen. Der Ägypter war nicht immer religiös. Er hat Welthandel studiert, war einer der »Trendsetter« unter Kairos Jugendlichen mit westlichem Lebensstil, zog dann nach Wien und heiratete eine Österreicherin. Anfang der 1990er-Jahre stürzte er in eine tiefe seelische Krise, war zunehmend »sozial ruiniert und auch als Unternehmer ging es bergab«, erzählt er.[137] Die Begegnung mit einem islamischen Heiler, einem Hodscha in Saudi-Arabien, war für ihn der entscheidende Wendepunkt. Er habe dann mit Allah einen Deal abgeschlossen, erzählt Mohamed Farag: »Wenn du mich heilst, dann werde ich dir und den Menschen heilend ewig dienen.«

Seit damals wechselt der Autohändler zumindest einmal in der Woche den Job und arbeitet als Hodscha. »Krankheit ist keine Strafe Gottes oder eine Ausdrucksform des göttlichen Zorns. Das Prophetenwort erklärt eine Krankheit als Gelegenheit für die Sündenvergebung«, erklärt er seine Denkweise. »Und Heilung kommt von Allah, das ist die Philosophie im Islam. Die Seele braucht genauso Essen zum schönen Leben wie der Körper. Und das Essen für die Seele ist das Prophetenwort.«

Jeden Freitag kommen Dutzende Hilfesuchende zu ihm in die kleine Moschee im Süden Wiens. »Ich sage den Leuten: Geht zum Arzt. Und wenn der wirklich nichts findet, dann ist es vermutlich Magie. Und dann kann ich helfen. Schlechte Magie – oder auch der Scheitan – blockieren Signale im Hirn, und der Mensch wird traurig, depressiv, und oft hat er auch körperliche Schmerzen, Migräne und vieles mehr. Sie kommt in den Körper, wenn der Mensch Angst hat. Da, wo Krieg ist und war, gibt es deshalb besonders viel Krankheit und Leiden. Der Körper ist wie ein Schaumstoff, der sich mit schlechter Magie vollsaugen kann. Wenn sie wieder draußen ist, fühlt der Mensch sich leichter.«

Wenn man es nicht ganz wörtlich nimmt, klingen seine Worte wie die Einschätzungen, die auch aus Erkenntnissen der modernen Hirnforschung formuliert werden können.

»Rituale gibt es in allen Kulturen der Menschheit. Rituale sind ja geordnete Prozeduren, wo Dinge nach einer bestimmten Regelhaftigkeit ablaufen«, beschreibt Joachim Bauer den universellen Gehalt aller Heil-Rituale. »Sie geben allen Beteiligten ein Gefühl der Sicherheit, der Geborgenheit, und deswegen kann man Rituale auch als Heilmittel einsetzen, was wir ja auch in der Schulmedizin tun. Wenn wir eine Visite machen oder wenn wir den Patienten an der Lunge oder am Herzen abhören, dann hat es nicht nur sachliche Gründe, sondern ist auch ein Ritual, das dem Patienten das Gefühl gibt, man kümmert sich um ihn, man macht nach einer bestimmten Ordnung eine heilsame Prozedur.«

Die Rückkehr
der Heilkunde

In allen Kulturen der Menschheit gibt es sie, die Heiler und Handaufleger, die Menschen mit dem »besonderen Blick«. Sie heißen Schamanen, Druiden, Wender, Hodscha, Feng-Shui-Meister, Voodoo-Priester, und sie werden in ihren Gesellschaften geachtet und geehrt.

Nicht so bei uns.

Denn zunächst hat die christliche Religion alle nicht in ihr Konzept passenden Formen des Okkultismus als Aberglaube und Zauberei, beeinflusst von Satan und Dämonen, definiert und mehr oder minder grausam verfolgt bis hin zur Hexenverbrennung. Dann kam die Aufklärung mit ihrem neuen Verständnis des Menschen als maschinenähnlichem Wesen, auf dessen Grundsätzen die moderne Medizin ihr mechanisches Denken aufbaute.

Die Wender, die alpine Form der Heiler, arbeiteten dennoch weiter – im Untergrund, oft als Scharlatane verfolgt – und bisweilen als »Energetiker« etikettiert, um Anzeigen wegen »Kurpfuscherei« zu entgehen. Die meisten arbeiten still und unauffällig vor sich hin, aber in der Region sind sie wohlbekannt, und sehr viele Menschen wenden sich an sie. Ein Tiroler Forscher-

team hat im Rahmen eines EU-Projekts versucht, alle volksme-
dizinischen Heiler in Tirol zu erfassen, und immerhin 450 von
ihnen interviewt.[138]

Daneben hat sich eine breite Schicht von »Heilern« entwickelt, die aus den esoterischen Lehren Europas und des fernen
Ostens ein oft beliebig und willkürlich zusammengesetzt wir-
kendes Mischmasch von Heilslehren komponiert haben. Manche werben umfassend im Internet und in diversen Medien.
Jene, die das nicht tun, stehen für mich schon von vornherein
weniger unter Verdacht der Geschäftemacherei mit den Hoffnungen der Patienten. Denn dass es solche Geschäftemacher
gibt, ist ebenso evident wie die Tatsache, dass etliche dieser
selbst ernannten Heiler mit problematischen bis gefährlichen
Ratschlägen mehr Unheil anrichten als Nützliches tun. Das
sollte aber nicht den Blick auf die seriösen Heiler verstellen, die
oft sehr Sinnvolles und gelegentlich Erstaunliches zustande
bringen.

Das »Wenden« ist eine alte Anwendung, um von Mensch
und Tier Krankheit abzuwenden und zum Guten hinzuwen-
den – ein sogenannter Analogiezauber. Wer so etwas kann,
wird im Volksmund Wender genannt, in ländlichen Regionen gehören sie noch immer zum täglichen Leben. »Ich bin
schon in so eine Familie hineingeboren worden. Schon meine
Urgroßmutter war Wenderin«, erzählt Brigitte Ehgartner, »und
mein Papa war Fabrikarbeiter und hat am Abend und am
Wochenende den Leuten geholfen, er hat die Krankheiten ge-
wendet.«[139]

Brigitte Ehgartner, eine aparte Frau um die 50, praktiziert in
einem adretten Einfamilienhaus am Stadtrand von Linz. Es sei

nicht so, dass sie die Sachen wegwende, versucht sie mir ihre Handlungen zu erklären, sie schaffe Ordnung dort, wo etwas im Körper in Unordnung geraten sei. Das ergebe sich ganz intuitiv, erzählt sie. »Wenn ich mit dem Menschen arbeite, bekomme ich Bilder herein und spüre, wo ich hingreifen muss.« Sie spricht sehr bildhaft und meint, dass sie Kontraste aufspürt: »Wenn man die Hände auflegt, ist das etwa so, wie wenn sich Hell und Dunkel vermischen, weil genau dort, wo zuerst Krankheit ist, kann wieder Gesundheit entstehen.« Manchmal male sie spontan Bilder oder Schriftzeichen, die jedoch nur der Mensch zu sehen bekommt, mit dem sie gerade arbeitet, dann werden sie verbrannt. Bisweilen nimmt sie weiße Leintücher zum Abstreifen schlechter Energien. »Ich habe Kontakt mit deinem Unbewussten, ich denke nicht mehr, sondern verlasse mich auf mein Gefühl. Ich bekomme Bilder, die mir sagen, was zu tun ist.«

Ich mache es mir auf der Liege bequem, die mitten im Raum steht, und werde zugedeckt. Ich werde sehr ruhig, irgendwie verkriecht sich das Bewusstsein tief ins Innere des Kopfes. Manchmal spüre ich die Wärme der Hände der Wenderin, die Leintücher scheinen über mich zu schweben, als sie die Laken über meinen Körper streift. Ich sehe und spüre ein kräftiges Licht über mir und merke später, als ich die Augen wieder aufmache, etwas irritiert, dass dort gar kein Licht ist.

»Wenden kann die Dinge für dich eigentlich nicht verändern, wie du es dir momentan wünschst, aber Wenden kann dich in Bezug auf die Dinge verändern«, gibt Brigitte Ehgartner mir mit auf den Weg.

Ich gehe mit einem angenehm schwebenden Gefühl, leicht irritiert. Brigitte Ehgartner hat mir erzählt, dass sie sich nach einem massiven Trauma dem Wenden zugewandt hat, davor hat sie als Masseurin und in anderen Gesundheitsjobs gearbeitet. Nach der Trennung von ihrem Mann habe sie einen Selbstmordversuch überstanden, und das habe ihr Leben verändert. Damit sind alle besonders Heilkundigen, die ich bisher kennengelernt habe, selbst durch die harte und ertragreiche Schule der Gefährdung der eigenen Existenz gegangen, haben gefühlt und erlebt, was der Verlust des Gefühls der Unverwundbarkeit auslöst und wie dann dennoch Heilung möglich ist. Anna Paul, die kluge Psychologin aus Essen, hat meine Vermutung geteilt. Auch sie meint, dass eine derart elementare Lebenserfahrung wohl eine Voraussetzung für die Entwicklung einer Sensitivität ist, die über das gewohnte Maß hinausgeht.

Andreas Obrecht hat die Beschäftigung mit Geistheilern schon vor mehr als einem Jahrzehnt aus der Esoterikecke herausgeholt. Seine Studie »Die Welt der Geistheiler. Zur Renaissance magischer Weltbilder« ist die erste wissenschaftliche Auseinandersetzung mit diesem Phänomen in Mitteleuropa. Die Studie ergreift weder Partei für die Heiler noch gegen sie, sondern beschreibt ihre Lebenswirklichkeiten und Praktiken.[140] »Wir haben uns gedacht, wenn wir als Ethnografen in afrikanische Dörfer gehen, um dort zu studieren, wie rituelle Heilungen beschaffen sind, warum machen wir das nicht mit derselben Methode und derselben Erkenntnisabsicht hier in Österreich«, erzählt der Soziologe und Anthropologe.[141]

Andreas Obrecht unterscheidet zwei Kategorien von Heilern: volksreligiös-christliche Heiler, die vor allem im ländlichen Raum und im bäuerlichen Milieu tätig sind, und »neo-schamanische« Heiler, eine Subkultur vor allem im urbanen Raum, die verschiedene Versatzstücke und Vorstellungen aus aller Welt in sich und ihre Arbeit aufnehmen: von indianischen Kulturen bis zu schamanischen Kulturen in Sibirien.

Rund 500 Klienten dieser beiden Heiler-Gruppen wurden ebenfalls befragt. »Geistheilerei ist hocheffizient«, erzählt Obrecht. Nahezu 90 Prozent der befragten Klienten gaben an, dass sie sich nach der Behandlung deutlich besser fühlten. »Persönliche Bedürfnisse wie Zuwendung, Nähe und Unterstützung bei einer ganzheitlichen Lebensveränderung werden vom schulmedizinischen System meist nicht erfüllt. Der Patient fühlt sich allein gelassen.« Das ist eigentlich erwartbar: Jede Krankheit und jede Verrückung auch der alltäglichen Ordnung verweist den Menschen auf seine unglaubliche Verletzbarkeit, auf seine Sterblichkeit als Mensch. Ein Heiler, der für das Schicksal Erklärungen findet und Mechanismen zelebriert, die Änderung versprechen, kann da hilfreich sein.

Dass es bei den Geistheilern und Schamanen auch Scharlatane und Geschäftemacher gibt, ist Obrecht bewusst, vor allem unter den Tausenden Hobby-Schamanen, die mittlerweile aktiv sind. »Nur möchte ich sagen, unseriöse Geschäftemacher gibt es überall, denken Sie an den Automarkt oder den konventionellen Medizinmarkt«, relativiert er.

Es lassen sich durchaus Qualitätskriterien für Heilkundige formulieren. Wesentlich ist, dass kein Heilungsversprechen gegeben wird, dass das Heilverfahren als komplementäres Angebot zu schulmedizinischen Verfahren gesehen wird. Und die Honorarfrage muss ganz klar und transparent kommuniziert werden, wie das auch bei seriösen Ärzten oder bei anderen Dienstleistungen Standard ist.

Die vermehrte Hinwendung vieler Menschen zu traditionellen Heilkundigen ist für den Kulturanthropologen Obrecht durchaus verständlich: »Der Mensch ist das einzige Lebewesen, von dem wir wissen, das ständig Fragen stellt, die es nicht beantworten kann, in einem wissenschaftlichen Sinn. Erklärung zu finden für etwas, was unerklärbar erscheint, ist ein uraltes Bedürfnis.« Wir alle wollen Erklärungen »warum ich mir den Fuß breche, warum mein Kind stirbt, warum meine Ernte ausfällt, warum ich einen Verkehrsunfall habe. Glaube ist ein System, das Zufälligkeit ausschließen will. Ich möchte dieser unglaublichen Gefährdung nicht ständig ausgesetzt sein.«

In religiösen Gesellschaften übernimmt die Religion diese Erklärungsfunktion. In unserer Gesellschaft jedoch fehlt diese Funktion weitgehend – an eine definitive Jenseitswelt im Sinne von Himmel, weiß Obrecht aus entsprechenden Studien, glauben mittlerweile weniger als 20 Prozent der Menschen im deutschen Sprachraum. Jetzt suchen viele »in anderen Erklärungssystemen Erklärungen für die Ungewissheit des eigenen Lebens, damit wir in der Illusion leben, dass alles so miteinander verbunden ist, dass wir auch Kontrolle darüber haben«.

Dass diese Rituale eine auch wissenschaftlich erklärbare Heilfunktion haben, wurde von Forschern wie Tobias Esch, Professor für Integrative Gesundheitsförderung an der Harvard Medical School, eindrucksvoll bewiesen. Urzeit-Rituale rufen Effekte in den Hirnregionen hervor, die für die Selbstheilung zuständig sind. Sie führten zu einer Neu-Verschaltung im Gehirn, welche die Heilung begünstige.

Menschliche Zuwendung kann enorm heilsam sein. Das hat inzwischen auch die naturwissenschaftlich orientierte Medizin herausgefunden.

Die Placeboforschung hat gezeigt, dass der Glaube an Heilung, das Vertrauen in den Therapeuten bis auf die Zellebene wirksam ist. Die Neuronen von Parkinsonpatienten etwa feuern wieder normal, wenn ihnen nur gesagt wird, dass ab jetzt ein Schrittmacher im Gehirn die Funktionen normalisiert.

Umgekehrt können Menschen lernen, ihr Immunsystem direkt zu beeinflussen, auch das ist naturwissenschaftlich belegt. Folgerichtig lassen sich mentale Techniken auch gezielt zur Heilung einsetzen. Dass Hypnose und Meditation wirksam sind, haben Studien belegt, und Handauflegen wird heute Therapeutic Touch genannt und ist etwa in den USA Teil des klinischen Alltags.

Der Wissenschaftsbetrieb allerdings tut sich schwer damit, mit den vielen neuen Erkenntnissen umzugehen. Welche Form von »Energie« jenseits des klar Spürbaren, Merkbaren zwischen Menschen strömt, ist bisher ungeklärt. Die Existenz von Biophotonen ist erwiesen, ob sie bei besonderen Heilungsprozessen eine Rolle spielen, und wenn ja, welche – da stehen die Forscher erst am Anfang. Und inwieweit die Quantenphysik auch Verschränkungsphänomene zwischen Therapeuten und Klienten erklären kann, wird sich erst in den nächsten Jahrzehnten weisen.

Harald Walach bleibt optimistisch: Wir sind Wirklichkeitskonstruktionsmaschinen, meint er, der Mensch sehe nur, was er kennt. »Wissenschaftshistorisch ist interessant, dass gerade diejenigen Phänomene, die nicht in eine herrschende Theorie integrierbar waren, den Ansporn für eine Erweiterung der Theorie oder für neue Entdeckungen gegeben haben.«

Was Wissen
schafft

Für mich besteht kein Zweifel: Die konventionelle Medizin leistet bei Unfällen und akuten Organversagen Enormes und kann in vielen Fällen Voraussetzungen schaffen, dass Heilung gelingt. Ein aggressiver Tumor muss meist entfernt werden, ein Schlaganfall ohne rasche Behandlung mit blutverdünnenden Mitteln hat viel dramatischere Folgen, ein Herzinfarkt ebenso. Verstopfte Herzkranzgefäße reparieren sich zunächst einmal nicht selbst, und ein Darmverschluss führt unbehandelt oft zum Tod. Manchmal reicht das aus, sehr oft aber nicht: Die wichtigen Eingriffe schaffen praktisch nie das tiefer liegende Problem aus dem Weg. Sie können aber ein wichtiges Stück des Weges zur Lösung des Problems frei machen. Einen weiteren Teil des Weges können komplementärmedizinische Maßnahmen begehbar machen. Die Problemlösung ist die Selbstheilung, das Wiedererlangen einer verloren gegangenen Balance – kaum ein vernünftiger Mediziner bezweifelt das heute noch.

Dennoch wird in der Auseinandersetzung über die richtigen Therapien beharrlich Polemik betrieben. Unsere konventionelle Medizin umgibt sich gerne mit der Aura der Seriosität und

Vernunft. Sie beruft sich auf die Naturwissenschaften mit ihren unabänderlich erscheinenden Grundgesetzen der Physik und Chemie. Und sie nimmt für sich in Anspruch, Diagnose und Behandlung nach rationalen Kriterien auszuwählen. Nutzen und Risiko von Heilmethoden und Heilmitteln müssen beweisbar sein, nur dann sind sie anzuwenden, lautet das Credo der modernen Medizin. Dabei bedient sie sich überwiegend der Methoden der Statistik, und das ist im Grundsatz gut so.

Andere medizinische Verfahren werden dagegen als in ihrer Wirksamkeit mangelhaft überprüft, fraglich und irrational angesehen.

Ich möchte abschließend genauer darstellen, was von der wissenschaftlichen Untermauerung der konventionellen Medizin tatsächlich zu halten ist und wie es da um die Komplementärmedizin steht.

Zunächst einmal nimmt die Schulmedizin viel an Kollateralschäden in Kauf, also Nebenwirkungen einer Therapie für Patienten, die gar nicht von der Behandlung profitieren. Denn eine Therapie muss nach den geltenden Standards lediglich beweisen, statistisch signifikant wirksamer zu sein als keine Therapie oder die anerkannte Standardtherapie. Das bedeutet keineswegs, dass sie bei allen Patienten wirkt. Im Gegenteil – in der Regel hilft ein Arzneimittel nur bei einer Minderheit derer, die es einnehmen müssen. Beispiele dazu sind leider zahllos:

Antidepressiva, die bei 43 Prozent der Patienten eine Verbesserung bewirken, werden breitest eingesetzt. Ein Placebo erreicht die gleiche Wirkung immerhin bei 30 Prozent – ganz ohne Wirkstoff mit den unvermeidlichen Nebenwirkungen. Das bedeutet, dass 87 Prozent der Patienten, die Antidepressiva schlucken, davon nicht profitieren. Sie müssen allerdings die nicht unerheblichen Nebenwirkungen wie zum Beispiel Magenbeschwerden und Potenzprobleme in Kauf nehmen. Lediglich 13 Prozent profitieren tatsächlich von der Chemikalie, und das gilt obendrein nur bei bestimmten, stärkeren Depressionen, bei milden Formen wirken die Mittel kaum mehr als ein Placebo. »Medikamente sind bei durchschnittlich fünfzig Prozent der Patienten nicht so wirksam, wie sie sein könnten.« Das sagt kein eingefleischter Pharmakritiker, sondern der Chef des Baseler Arzneimittelkonzerns Roche, der Tiroler Severin Schwan.[142]

Bei vielen gegen Krebs eingesetzten Chemotherapeutika ist das Missverhältnis noch krasser. Von 3400 Frauen in der Zulassungsstudie des Krebsmedikaments Herceptin starben nach einem Jahr 2,2 Prozent der Patientinnen, die kein Herceptin erhalten hatten, an Brustkrebs. In der Gruppe, die mit Herceptin behandelt wurde, starben 1,7 Prozent innerhalb des ersten Jahres. Die in den Jubelmeldungen berichtete »Reduktion der Sterblichkeit um 33 Prozent« errechnet sich aus dem relativen Unterschied zwischen 1,7 und 2,2 Prozent. Man könnte das Gleiche auch anders und realistischer formulieren: 200 Frauen mit Brustkrebs müssen Herceptin schlucken, um zumindest einer Patientin zu helfen. 199 haben davon nichts außer den gravierenden Nebenwirkungen, und eine lebt dann durch das Medikament länger.[143]

Aber das Kriterium für die Anerkennung einer Therapie ist der Nachweis, dass sie statistisch signifikant besser wirkt als die anderen Behandlungsmethoden oder Medikamente – oder als keine Therapie. Und eine Reduktion der Sterblichkeit um 0,5 Prozent ist statistisch signifikant.

Nachgewiesen werden sollten die Wirksamkeit und Verträglichkeit einer Therapie in prospektiven randomisierten Doppelblind-Studien. Prospektiv, weil nur die exakte Definition der Studienziele vor Beginn der Beobachtung vor Fehlschlüssen schützen kann. Randomisiert, weil nur die Einteilung der Patienten nach dem Zufallsprinzip Verfälschungen und falsche Interpretationen verhindert. Und wenn weder Arzt noch Patient wissen, wer in welcher Gruppe ist, nennt man das doppelblind – das dient dazu, den Einfluss der Empathie und Erwartung, also der Placebo-Wirkung, zu neutralisieren.

Doch auch dabei kann mit vielen Eingriffen die Aussagekraft verfälscht werden. Die Definition der Einschluss- und Ausschlusskriterien für die Auswahl der Patienten, die an der Studie teilnehmen, ist da die beliebteste Methode. Die Forscher wählen mit Vorliebe Probanden aus, die keinen zusätzlichen Risikofaktor aufweisen, nicht zu alt sind und keine weitere Erkrankung haben, weil diese selbst und deren Therapie ja das Ergebnis beeinflussen können. Das wirkt zunächst einmal logisch. Denn es soll ja der »reine« Effekt der neuen Therapie überprüft werden. Aber bei schweren Erkrankungen machen die Patienten, die diesen Kriterien entsprechen, nur eine kleine Minderheit aus, meist nicht mehr als zehn bis 20 Prozent. Um dennoch genügend große Fallzahlen zu erreichen, wird eine Studie meist an vielen Kliniken gleichzeitig durchgeführt.

Wenn man nun die Minderheit der Erkrankten behandelt, die keine weitere Belastung aufweisen, verzerrt das selbstverständlich das Ergebnis. So ist etwa zu erklären, dass auf der einen Seite klinische Studien immer wieder zeigen, dass einzelne Medikamente bei Krebs die Überlebenszeiten erhöhen, Daten über alle Krebspatienten wie jene des Münchner Tumorregisters aber belegen, dass die Überlebenszeiten der Patienten bei vielen Krebsarten über die letzten Jahrzehnte praktisch gleich geblieben sind.[144]

Komplementärmedizinische Verfahren tun sich meist schwer, mit all den Standardkriterien von Studien ihre Wirksamkeit zu belegen. Das hat mehrere plausible Gründe: Zum einen legen fast alle dieser Verfahren großen Wert auf ein individuelles, der jeweiligen Persönlichkeit angepasstes Therapie-Design. Meist ist es nicht nur eine einzelne Substanz, sondern eine Kombination von Therapien, die Erfolg verspricht. Das lässt sich nun einmal nicht so einfach standardisieren. Dazu kommt, dass nicht-medikamentöse Therapien auch schwer verblindbar sind – Gesprächstherapien, Entspannungsübungen und Manualtherapie lassen sich nicht zum Schein machen.

Darüber hinaus fehlen in der Regel die Geldmittel für solche Studien, weil kein Milliardenkonzern mit den Verfahren seine Produkte verkaufen kann. Und es gibt oft auch noch eine der modernen Wissenschaft gegenüber prinzipiell ablehnende Haltung. Alles nur Placebo, lautet im günstigeren Fall das abfällige Urteil der meisten konventionellen Mediziner.

Erfolg versprechende Methoden werden oft an den Rand gedrängt, wenn sie nicht ein vermarktbares Produkt in ihrem Zentrum haben. Die Pharma-Industrie dominiert die wissenschaftliche Forschung so weitgehend, dass solche Ansätze oft ein Schattendasein fristen.

Methoden wie das künstliche Fieber und die dendritische Zelltherapie gehören dazu. Schon in den 1990er-Jahren fanden Epidemiologen heraus, dass Menschen, die immer wieder auch auf banale Infekte wie Schnupfen mit Fieber reagieren, im Vergleich mit jenen, die kaum fiebern, ein deutlich verringertes Krebsrisiko haben. Der New Yorker Arzt William Coley hat bereits Ende des 19. Jahrhunderts mit von injizierten Bakterien verursachtem Fieber Krebspatienten erfolgreich behandelt. Das Konzept ist einfach: Krebszellen machen auf noch unbekannte Art Teile des Immunsystems passiver. Eine künstliche Infektion aktiviert mit der Fieberreaktion das Immunsystem, und das könne in der Folge stärker gegen die Tumorzellen vorgehen. Doch Coleys Ansätze sind mit dem Siegeszug von Chemotherapie und Operationen praktisch in Vergessenheit geraten, und Hyperthermie-Behandlungen – entweder mit Infrarotbestrahlung oder mit künstlichen Infektionen – gibt es in der Regel nur in ganzheitsmedizinisch ausgerichteten Zentren. Dort allerdings werden sie mit beachtlichem Erfolg eingesetzt. Umfassende Forschungsprojekte scheitern jedoch stets an der Finanzierung.

Ähnlich steht es um die dendritische Zelltherapie. Der Kommunikationsmechanismus der dendritischen Zellen lässt sich für eine Art therapeutische Krebsimpfung nutzen. Dendritische Zellen – die Informationsverbreiter im Immunsystem – kann man aus dem Blut eines Patienten gewinnen, indem man sogenannte Monozyten herausfiltert. Diese speziellen weißen Blutkörperchen werden dann mit verschiedenen Wachstumsfaktoren so behandelt, dass sich dendritische Zellen entwickeln. Anschließend »füttern« die Ärzte die dendritischen Zellen im Labor mit Krebszellen und deren Tumorantigenen aus dem herausoperierten Krebstumor oder einer Gewebeprobe. Wieder im Körper, sollen die dendritischen Zellen das Immunsystem gegen die Krebszellen aktivieren und den gezielten Alarmzustand der körpereigenen Abwehr aufrechterhalten. Das funktioniert bei etlichen Krebsarten recht gut, doch die Forschung konzentriert sich statt auf die Untersuchung der Methode der Aktivierung der körpereigenen Zellen primär auf die Herstellung einer Art Impfstoff, der industriell herstellbar ist.

Und es sind auch bei den statistischen Beweisen der konventionellen Medizin Zweifel angebracht. Über Jahrzehnte etwa galt es als gesichert, dass die Senkung des Blutzuckerspiegels mit Medikamenten den Diabetikern Vorteile brächte. Dann stellte sich heraus, dass die gefürchteten Herz-Kreislauf-Komplikationen trotz der Senkung der Laborwerte nicht abnahmen, sondern sogar zunahmen. Ähnlich verlief es bei den Blutdrucksenkern. Auch hier stellte sich nach Jahrzehnten heraus, dass der künstlich gesenkte Druck in den Adern den Betroffenen kein längeres und von Herz-Kreislauf-Erkrankungen freieres Leben verschafft.

Auch bei Krebsmitteln wie Iressa werden oft einfach irreführende Zielwerte wie etwa die Größe des Tumors gemessen, wenn es um den Nachweis der Wirksamkeit geht. Eine Studie mit fast 1700 Lungenkrebspatienten hat dann ergeben: Iressa lässt die Tumoren zwar vorübergehend schrumpfen – im Vergleich zu Placebo verlängert es die Überlebenszeit jedoch nicht.

Aber auch die »Einschlusskriterien«, nach denen entschieden wird, ob ein Patient in die Studie aufgenommen wird, lassen sich auf vielerlei Art gestalten. Nachdem es den Forschern und den Herstellern darum geht, möglichst den »reinen« Effekt der Therapie zu belegen, werden Menschen, die an anderen Krankheiten leiden oder übergewichtig sind, nicht in die Studie aufgenommen. Weil der Stoffwechsel sich im Alter verändert, werden auch Menschen über 60 ungern in Studien aufgenommen.

Guter Allgemeinzustand, unter 60 Jahre alt und keine Begleiterkrankung – das waren auch die Einschlusskriterien der Studie über die Hochdosis-Chemotherapie bei Brustkrebs-Patientinnen, die für dieses Medizin-Desaster verantwortlich war. Die Mehrheit der Brustkrebs-Patientinnen ist freilich älter und hat zusätzliche Erkrankungen. Die Frauen, die den Einschlusskriterien der ersten Studien entsprachen, hatten von Haus aus eine wesentlich günstigere Prognose, die auch durch die ganz und gar nicht vorteilhafte Hochdosis-Chemotherapie nicht so weit verschlechtert wurde, dass dies das gewünschte Ergebnis verpatzt hätte. Erst 15 Jahre später sollte sich herausstellen, dass die Hochdosis-Therapie in Wahrheit gar keine Überlebensvorteile bringt.[145]

Es ließen sich noch viele Dutzend ähnliche Beispiele anführen, welche die Ungenauigkeit und Fehlerhaftigkeit der hauptsächlich von der Pharma-Industrie gelenkten medizinischen Forschung belegen. Eine grundlegende Arbeit gibt Einblick in die Dimensionen: Der US-Biostatistiker John Joannidis hat 2005 knapp 50 Spitzenarbeiten in den führenden Fachjournalen minutiös überprüft. Lediglich in 44 Prozent der Fälle konnte er die zentralen Ergebnisse der Publikationen tatsächlich nachvollziehen. Etwa die Hälfte der falschen Ergebnisse waren einfach durch Rechenfehler und Fehler im Studiendesign entstanden. Und bei 23 Prozent fand er zwar keine statistischen Fehler, musste aber feststellen, dass inzwischen andere Studien die Ergebnisse widerlegt hatten.[146]

Dazu kommt, dass weit mehr als die Hälfte der häufig von der konventionellen Medizin angewandten Therapien gar keine wissenschaftliche Begründung vorweisen können. Es sind hauptsächlich Operationen und andere schwerwiegende Eingriffe in den Organismus, die einfach deshalb durchgeführt werden, weil das schon in den vergangenen Jahrzehnten so üblich war.

Wie viele beziehungsweise wie wenige medizinische Methoden tatsächlich wissenschaftlich eindeutig und zweifelsfrei ihre Wirksamkeit belegen können, zeigt eine bemerkenswerte Übersicht über die Ergebnisse der Meta-Analysen der Cochrane Collaboration. Die Vereinigung führt – selbstgesteuert und ohne finanziellen Einfluss – systematische Analysen und Übersichtsarbeiten über den jeweiligen Forschungsstand auf höchstem Niveau durch.

Die Biomedizinerin Regina El Dib und Kollegen haben 1016 solcher Übersichtsarbeiten aus dem Bestand der Cochrane-Datenbank ausgewählt und die einfache Frage gestellt: Wie viele dieser Reviews geben klare Informationen, haben also eindeutige Schlussfolgerungen? Das Ergebnis: Bei zwei Prozent der Studien zeigten die Ergebnisse klar, dass die analysierte Intervention schädlich ist. Bei einem Prozent war eindeutig, dass die Therapie wirksam und wissenschaftlich belegt ist, bei einem weiteren Prozent zeigte sich, dass die Therapie weder schadet noch nützt. 43 Prozent der Reviews führten zum Schluss, die Intervention sei vermutlich hilfreich, es brauche aber weitere Untersuchungen. Bei fünf Prozent gab es Hinweise auf eine negative Nutzen-Risiko-Relation, und die Experten empfahlen weitere Untersuchungen. Bei 48 Prozent deuteten die Ergebnisse darauf hin, dass es weder Vor- noch Nachteile gebe.

Anders gesagt: Nur bei vier Prozent aller medizinischen Interventionen hat die bisherige Forschungsanstrengung eine klare Aussage möglich gemacht. Bei den restlichen 96 Prozent tappt die konventionelle Medizin streng genommen im Dunkeln und hat über die einzelnen Heilverfahren eben keine wissenschaftliche »Evidenz«.[147]

Die konventionelle Medizin als wissenschaftlich abgesichert und damit seriös zu bezeichnen erscheint daher etwas gewagt. Die Komplementärmedizin pauschal als Scharlatanerie oder zumindest als irrationale Methode abzuqualifizieren ist zwar ein simples Rezept, trifft aber den Kern nicht.

Doch manche der Verfahren, die von Heilern angewendet werden, lassen sich mit den Grundregeln der Physik nicht in Einklang bringen: immaterielle Energieflüsse und die Aura etwa, aber auch in der Homöopathie die »Potenzierung« genannte Verdünnung von Substanzen auf kleinere Einheiten, als es Atome wären. Auch dass Heiler Organe sehen können oder ohne Dialog erkennen, was dem Klienten fehlt, ist eigentlich unglaublich.

Der österreichische Physiker Herbert Pietschmann hat sich lange mit der Thematik beschäftigt und mir Bemerkenswertes dazu gesagt: »Es gibt einfach Dinge im menschlichen Wesen, die weit über das hinausgehen, was man mit unserem Denkrahmen erklären kann. Das ist ja schon der Fall, wenn zum Beispiel ein neuer Mensch auf die Welt kommt. Niemand kann erklären, wie es möglich ist, dass hier ein Wesen geboren wird, das nach kurzer Zeit ›ich‹ sagen wird. Es geht sogar noch weiter: Niemand kann erklären, wie es möglich ist, dass wir einander verstehen, wenn wir miteinander sprechen. Denn wenn man das genauer untersucht, sind das einfach Schallwellen, das heißt Druckunterschiede in der Luft, die von einem zum anderen gehen, aber das ist es ja nicht, was man Verstehen nennt. Das Verstehen ist ja das Mitgehen mit dem Denken des anderen Menschen. Wir haben uns an solche Wunder so sehr gewöhnt, dass wir sie in der Alltagssprache nicht mehr als Wunder bezeichnen. Und dann gibt es natürlich einige Phänomene, die nicht so häufig vorkommen. Warum sollen die nicht auch möglich sein? Ob etwas möglich ist oder nicht, entscheidet ja immer nur die Empirie und darf niemals aus irgendwelchen Naturgesetzen abgeleitet werden.«[148]

Doch ein Teil der Mediziner hält ihr Fachgebiet beharrlich für eine Naturwissenschaft und beharrt mit erstaunlicher Hartnäckigkeit darauf, dass nur das wahr sein kann, was Physik und Chemie als Gesetzmäßigkeiten erkannt und definiert haben.

Die Geschichte der Entdeckung der Quasikristalle zeigt sehr deutlich, was von einer derart mechanistischen Denkweise zu halten ist. Nahezu alle Feststoffe – von Eis bis Gold – bestehen auf atomarer Ebene aus Kristallgittern. Die Atome sind darin streng symmetrisch und periodisch angeordnet. Diese lückenlose Gesamtstruktur, in der sich ein einziges symmetrisches Muster immer wiederholt, betrachteten Wissenschaftler als grundlegend für den Aufbau von Kristallen.

Der israelische Chemiker Daniel Shechtman entdeckte 1982 Quasikristalle aus einer Aluminium-Mangan-Legierung, die im Widerspruch zu den grundlegenden Gesetzen der Kristallografie standen. Die Muster dieser Kristalle widersprachen dem bekannten Ordnungsprinzip. Sie waren zwar regelmäßig, wiederholten sich aber nicht. Auf den ersten Blick wirkte die Anordnung chaotisch, der Abstand zwischen manchen Atomen war größer als der zwischen anderen. Shechtman sah also etwas, was es so nicht hätte geben dürfen – eine fünfzählige Symmetrie, die für Kristalle nicht »erlaubt« war. Vergleichbar mit einem Fußball, der nur aus Sechsecken aufgebaut ist, wo doch eigentlich Fünf- und Sechsecke nötig sind.

Shechtmans Schlussfolgerung: Die Annahmen der Wissenschaft über den atomaren Aufbau von Feststoffen mussten falsch sein. Mit dieser Feststellung machte er sich keine Freunde unter den Kollegen. Er wurde mit Spott und Hohn überschüttet und auch persönlich isoliert. Ein Artikel über seine Entdeckung, den er bei einem wissenschaftlichen Fachjournal einreichte, wurde postwendend abgelehnt. Er sei damals sogar aufgefordert worden, seine Forschungsgruppe zu verlassen, erinnerte sich der frischgebackene Preisträger, als er 2011 – fast drei Jahrzehnte später – für seine bahnbrechende Entdeckung den Nobelpreis für Chemie erhielt. Seine Arbeit hat zu einem Paradigmenwechsel in der Chemie geführt.

Der Paradigmenwechsel bei der wissenschaftlichen Betrachtung der Zusammenhänge zwischen Krankheit und seelischem Befinden steht noch aus. Und das hängt mit eindeutigen Mängeln in der Methode genau jener Studien zusammen, welche die Forscher für besonders aussagekräftig halten. Der Kölner Psychoonkologe Volker Tschuschke hat sich die Meta-Analysen angesehen, die beharrlich verkündeten, die gründliche, evidenzbasierte Analyse aller Studien führe zum Ergebnis, dass kein Zusammenhang zwischen positiven Bewältigungsstrategien der Menschen und einer erhöhten Lebenserwartung von Krebspatienten feststellbar sei.[149] Studien mit hohen Fallzahlen wurden wie üblich bei der Meta-Analyse als zuverlässiger eingeschätzt und höher bewertet als kleine Studien mit Fallzahlen von weniger als 100 Patienten. Doch das erwies sich auch hier eindeutig als Trugbild: Denn die großen Studien erhoben das Verhalten und die Befindlichkeit der Patienten ausschließlich mit Fragebogen. Und diese Studien ergaben keinen Zusammenhang von psychischer Verfassung und Krankheitsverlauf. Sämtliche kleinere Studien dagegen arbeiteten mit qualitativen Methoden. Ausführliche Gespräche zwischen Psychologen und Patienten wurden analysiert und ausgewertet. Diese Studien ergaben allesamt, dass positive Bewältigungsstrategien die Lebenschancen eindeutig erhöhen.

Es ist inzwischen klar, dass gerade Studien mit einer großen Anzahl von Patienten nicht ohne Weiteres auf einen speziellen Einzelfall anwendbar sind, also auch für einzelne Menschen eigentlich keine Orientierung bieten. Scheinbar ist es paradox, aber es lässt sich statistisch belegen: »Große Zahlen liefern ein statistisch gesehen genaues Ergebnis, von dem man nicht weiß, auf wen es zutrifft. Kleine Zahlen liefern ein statistisch gesehen unbrauchbares Ergebnis, von dem man aber besser weiß, auf wen es zutrifft. Schwer zu entscheiden, welche dieser Arten von Unwissen die nutzlosere ist.«[150]

Der Innsbrucker Psycho-Neuro-Immunologe Christian Schubert hat mir einen anderen Grund erklärt, warum große Studien oft statistisch präzise sind, aber die Realität nicht erfassen: Menschen nehmen Belastungen unterschiedlich wahr und kreuzen im Zweifelsfall bei einem Fragebogen an, weniger gestresst zu sein. »Wenn wir fragen, was die Menschen wirklich bewegt hat, kommen wir fast zuverlässig zu anderen Ergebnissen«, erzählt er aus seiner Praxis. »Wir konnten in diesen langen Gesprächen sehen, dass in der Bewältigung ›kleiner‹ Alltagsereignisse die Emotionalität, die emotionale Welt einer ganzen Person steckt.« Schubert ist überzeugt, und ich bin es mit ihm: Mit anonymisierten Verfahren, ohne Kenntnis der Person und ihrer Verarbeitung von Alltagsereignissen, kann der Forscher nie die reale Befindlichkeit erfassen. Die Forschung, die mit Fragebogen Items abfragt, erhebt die Realität unvollständig. Ich bin überzeugt, dass viele Forschungen mit falschen Methoden erhoben werden und folgerichtig falsche Ergebnisse zeigen.

Offene Interviews oder standardisierte Tiefeninterviews sind wohl die einzigen Methoden zur realitätsnahen Erfassung der tatsächlichen Gemütszustände und Belastungen von Menschen, fasst auch der Psychoonkologe Tschuschke seine Analysen zusammen.[151]

Doch die nicht-konventionellen Methoden der Medizin brauchen dringend vernünftige Untersuchungen über ihre Wirksamkeit. Zentren zur Erforschung von komplementärer und integrativer Medizin wie jene in Berlin oder Zürich tragen dem Rechnung, und das Wissen über Nutzen und Risiken wächst. »Es gibt bisher eine Riesenlücke zwischen Inanspruchnahme der Komplementärmedizin durch Patienten – das tun etwa 60 Prozent der Bevölkerung – und relativ wenig Forschung dazu, insbesondere an den Universitäten. Weitere Forschung zur Komplementärmedizin ist notwendig. Sie ist eine Voraussetzung für eine verantwortungsvolle Integration dieser Verfahren in die Normalversorgung und ein wichtiges Element der universitären Lehre«, sagt Claudia Witt, Professorin für Komplementär- und Integrative Medizin an der Universität Zürich. »Allerdings sollte die Forschung versuchen, die Besonderheiten der Therapieverfahren zu berücksichtigen und sich vor allem mit Fragestellungen auseinandersetzen, die tatsächlich bedeutsam sind.«[152]

Gut möglich, dass es den Erforschern der Komplementärmedizin bald so geht wie dem Entdecker der Quasikristalle.

Quellennachweis

1 Bauer, Joachim: Prinzip Menschlichkeit – warum wir von Natur aus kooperieren, Frankfurt 2008

2 OECD: Health at a Glance 2012

3 Ebd.

4 Ebd.

5 Growing Unequal?: Income Distribution and Poverty in OECD Countries, OECD 2011

6 Persönliches Interview, August 2013

7 Marmot, M. G.; Rose, G.; Shipley, M.; Hamilton, P. J.: Employment grade and coronary heart disease in British civil servants, in: Journal of Epidemiology and Community Health 32 (4), 1978, S. 244–249

8 Marmot, M. G.; Davey Smith, G.; Stansfield, S. et al.: Health Inequalities among British civil servants: the Whitehall II study, in: Lancet 337 (8754), 1991, S. 1387–1393

9 Persönliches Interview, August 2013

10 Siegrist, Johannes: Adverse health effects of high-effort/low-reward conditions, in: Journal of Occupational Health Psychology 1/1996, S. 27–43; und: Siegrist, Johannes et al.: The measurement of effort-reward

imbalance at work: European comparisons, in: Social Science and Medicine 58/2004, S. 1483–1499

11 Dragolov, Georgi et al.: Gesellschaftlicher Zusammenhalt im internationalen Vergleich, Gütersloh 2013

12 Jones, D. L.; Wagers, A. J.: No place like home: anatomy and function of the stem cell niche, in: Nature Reviews Molecular Cell Biology 9/2008

13 Bergmann, Olaf: Evidence for Cardiomyocyte Renewal in Humans, in: Science 3/2009, S. 98–102

14 Nussenzweig, Michel C.: Ralph Steinman (1943–2011), in: Nature 478, 2011, S. 460

15 Langbein, Kurt: Seele heilt, TV-Dokumentation, ORF 1997

16 Oda, Hiroshi: Spontanremissionen bei Krebs aus der Sicht des Erlebenden, Frankfurt 2001

17 Kappauf, Herbert: Wunder sind möglich – Spontanheilungen bei Krebs, Freiburg 2011

18 Persönliches Gespräch, April 2012

19 Langbein, Kurt: Wunder Heilung, TV-Dokumentation 2012, Koproduktion mit ORF und WDR, erhältlich über www.langbein-partner.com

20 Persönliches Interview, Mai 2012

21 Simonton, Carl: Wieder gesund werden: Eine Anleitung zur Aktivierung der Selbstheilungskräfte für Krebspatienten und ihre Angehörigen, Berlin 2001

22 LeShan, Lawrence: Diagnose Krebs. Wendepunkt und Neubeginn: Ein Handbuch für Menschen, die an Krebs leiden, für ihre Familien und für ihre Ärzte und Therapeuten, Frankfurt 2001

23 Persönliches Interview, April 2012

24 Ornish, Dean: Revolution in der Herztherapie, Frankfurt 2006

25 Ornish, Dean et al.: Changes in prostate gene expression in men undergoing an intensive nutrition and lifestyle intervention, in: Proceedings of the National Academy of Sciences 105 (24), 2008, S. 8369–8374

26 Gøtzsche, Peter C.; Jørgensen, Karsten Juhl: Overdiagnosis in publicly organised mammography screening programmes: systematic review of incidence trends, in: British Medical Journal 339, 2009

27 Bleyer, A.; Welch, H. G.: Effect of three decades of screening mammography on breast-cancer incidence, in: The New England Journal of Medicine 367, 2012, S. 1998–2005

28 Robra, Bernt-Peter; Enno, Swart; Klempere, David: Überdiagnose und Übertherapie des Prostata-Karzinoms – ein unterschätztes Problem, in: Krankenhaus-Report, Stuttgart 2012

29 Börgermann, C.; Rübben, H.: Früherkennung des Prostatakarzinoms, in: Deutsches Ärzteblatt 103, 2006, S. 2399–2406

30 Persönliches Gespräch, August u. Oktober 2013

31 Persönliches Gespräch, Oktober 2013

32 Ernst, Edzard; Singh, Simon: Trick or Treatment: The Undeniable Facts about Alternative Medicine, New York 2008

33 Rauner, Max: Edzard gegen Charles, in: Zeit online, 28.1.2012

34 Bettschart, Roland; Ernst, Edzard; Glaeske, Gerd;
    Langbein, Kurt; Skalnik, Christian; Saller, Reinhard:
    The Complete Book of Symptoms and Treatments: Your
    Comprehensive Guide to the Safety and Effectiveness of
    Alternative and Complementary Medicine for Common
    Ailments, London 1999

35 Persönliches Gespräch, April 2012

36 Birbaumer, N. et al.: The Corticalization of Chronic Pain,
    in: Advances in Pain Research, Raven Press, 1995,
    S. 331–343

37 Doidge, Norman: Neustart im Kopf, Frankfurt am Main
    2008

38 Watson, James D.: Die Doppelhelix, Reinbek 2007

39 Bauer, Joachim: Das Gedächtnis des Körpers – wie
    Beziehungen und Lebensstile unsere Gene steuern,
    Frankfurt 2003

40 Schnabel, Ulrich: Das 1-Milliarde-Euro-Hirn, in: Die
    Zeit, 19.5.2011

41 Persönliche Interviews, 2008 und 2013

42 Vgl. Hüther, Gerald: Biologie der Angst, Göttingen 2005

43 Futterman, Ann D.: Immunological and physiological
    changes associated with induced positive and negative
    mood, in: Psycosomatic Medicine 56 (6), 1994,
    S. 499–511

44 Moseley, J. B.; O'Malley, K.; Petersen, N. J.; Menke, T. J.;
    Brody, B. A.; Kuykendall, D. H. et al.: A controlled trial
    of arthroscopic surgery for osteoarthritis of the knee, in:
    The New England Journal of Medicine 347, 2002,
    S. 81–88

45 Jütte, Robert; Hoppe, Jörg-Dietrich; Scriba, Peter C. et al.: Placebo in der Medizin – Stellungnahme des Wissenschaftlichen Beirats der Bundesärztekammer, Berlin 2010

46 Benedetti, F. et al.: Placebo-responsive Parkinson patients show decreased activity in single neurons of subthalamic nucleus, in: Nature Neuroscience 7 (6), 2004, S. 587 f.

47 Bingel, U.; Wanigasekera, V.; Wiech, K.; Ni Mhuircheartaigh, R.; Lee, M. C.; Ploner, M. et al.: The effect of treatment expectation on drug efficacy: Imaging the analgesic benefit of the opioid remifentanil, in: Science Translational Medicine 3, 2011, zit. nach: Der Spiegel, 18.5.2013

48 Benedetti, F. et al.: The Biochemical and Neuroendocrine Bases of the Hyperalgesic Nocebo Effect, in: The Journal of Neuroscience 26, 2006, S. 2014

49 Nestoriuc, Y.; Schuricht, F.; Blanckenburg, P. v.; Rief, W.; Albert, U. S.: Communicating side effects by informing about possible benefits and harms: Effects on breast cancer patients' satisfaction, knowledge and expectations, in: Journal of Cancer Research and Clinical Oncology, 138 (Suppl. 1), 77, 2012

50 Vgl. Hüther, Gerald: Biologie der Angst, Göttingen 2005

51 Gebel, Hans-Georg K.: Commodification and the formation of Early Neolithic social identity. The issues as seen from the southern Jordanian Highlands, in: Benz, M. (Hrsg): The Principle of Sharing. Segregation and Construction of Social Identities at the Transition from Foraging to Farming. Studies in Early Near Eastern Production, Subsistence, and Environment 14 (2010), S. 35–80

52 Persönliches Interview, April 2012

53 Silvestri, Antonello; Galetta, Pasquale; Cerquetani, Elena; Marazzi, Giuseppe; Patrizi, Roberto; Fini, Massimo; Rosano, Giuseppe M. C.: Report of erectile dysfunction after therapy with beta-blockers is related to patient knowledge of side effects and is reversed by placebo, in: European Heart Journal 24, 2003, S. 1928–1932

54 Persönliches Gespräch, Oktober 2013

55 Persönliches Gespräch, Oktober 2013

56 Persönliches Gespräch, Oktober 2013

57 Persönliches Gespräch, Oktober 2013

58 Persönliches Gespräch, Juli 2013

59 Zit. nach: focus.de, 6.12.2012

60 Klimecki, O. M.; Leiberg, S.; Lamm, C.; Singer, T.: Functional neural plasticity and associated changes in positive affect after compassion training, in: Cerebral Cortex, 2012, S. 1552–1561

61 Singer, Wolf; Ricard, Matthieu: Hirnforschung und Meditation. Ein Dialog, Frankfurt/Main 2008

62 Moser, Gabriele et. al.: Long-Term Success of GUT-Directed Group Hypnosis for Patients With Refractory Irritable Bowel Syndrome: A Randomized Controlled Trial, in: The American Journal of Gastroenterology 108, 2013, S. 602–609

63 Persönliches Gespräch, Oktober 2013

64 Hammond, Cuyler; Horn, Daniel: Smoking and Death Rates, in: Journal of the American Medical Association 166 (11), 1958, S. 1294–1308

65 Bauer, Joachim: Warum ich fühle, was du fühlst, München 2005

66 Gottman, John M. et al.: What Predicts Divorce? The Relationship Between Marital Processes and Marital Outcomes, New Jersey 1994

67 Gouin, J. P.; Carter, S. C.; Pourmajafi-Nazarloo, H.; Glaser, R.; Malarkey, W. B.; Loving, T. J.; Stowell, J.; Kiecolt-Glaser, J. K.: Marital behavior, oxytocin, vasopressin, and wound healing, in: Psychoneuroendocrinology 35, 2010, S. 1082–1090

68 Marmot, M. G.; Davey Smith, G.; Stansfield, S. et al.: Health Inequalities among British civil servants: the Whitehall II study, in: Lancet 337, 1991, S. 1387–1393

69 Harburg, E.; Kaciroti, N.; Gleiberman, L.; Julius, M.; Schork, A.: Marital pair anger-coping types may act as an entity to affect mortality: Preliminary findings from a prospective study (Tecumseh, Michigan, 1971–88), in: Journal of Family Communication 8 (1), 2008, S. 44–61

70 Persönliches Gespräch, Oktober 2013

71 Persönliches Gespräch, Oktober 2013

72 Persönliches Gespräch, Oktober 2013; siehe auch: http://www.wolfgang-maly.de

73 Shirtcliff, Elizabeth; Coe, Christopher; Pollak, Seth: Early childhood stress is associated with elevated antibody levels to herpes simplex virus type 1, in: Proceedings of the National Academy of Sciences 106 (8), 2008

74 Zit. nach: Die Zeit, 20.6.2013

75 Levin, Barry E.: Metabolic imprinting: critical impact of the perinatal environment on the regulation of energy

homeostasis, zit. nach: Hüther, Gerald: Biologie der
Angst, Göttingen 2005

76 Project Ice Storm: Continuing Effects of Prenatal Stress
on Children's Physical, Cognitive and Behavioural Development in Adolescence, in: http://www.mcgill.ca/
projetverglas/icestorm

77 JAMA Psychiatry 70 (6), 2013

78 Bundesministerium für Wirtschaft, Familie und Jugend:
Familie – kein Platz für Gewalt! (?) – 20 Jahre gesetzli-
ches Gewaltverbot in Österreich, Vergleichende
Untersuchung Österreich – Deutschland – Schweden –
Frankreich – Spanien, Wien 2009

79 Bauer, Joachim: Arbeit – warum unser Glück von ihr
abhängt und wie sie uns krank macht, München 2013

80 Persönliches Interview, April 2012; und: Schubert, C.
et al.: Daily psychosocial stressors and cyclic response
patterns in urine cortisol and neopterin in a patient
with systemic lupus erythematosus, in: Psychoneuroendocrinology 28 (3), 2003, S. 459–473

81 Bauer, Joachim: Warum ich fühle, was du fühlst,
Hamburg 2005

82 Interview in: Wie Gewalt entsteht, TV-Dokumentation
von Kurt Langbein, ORF 2013

83 Interview in: Die Zeit, 12.6.2013

84 Neumann, Melanie: Die Bedeutung von Empathie im
ärztlichen Alltag – Theorie und Praxis am Beispiel der
Rehabilitation, Herdecke 2012

85 Persönliches Gespräch mit Anna Paul, Oktober 2013;
und: Mercer, S. W.; Maxwell, M.; Heaney, D.; Watt,

G. C.: The Consultation and Relational Empathy (CARE) measure: development and preliminary validation and reliability of an empathy-based consultation process measure, in: Family Practice 21 (6), 2004, S. 1–6

86 Rakel, D. P.; Hoeft, T. J.; Barrett, B. P.; Chewning, B. A.; Craig, B. M.; Niu, M.: Practitioner empathy and the duration of the common cold, in: Family Medicine 41 (7), 2009, S. 494–501

87 Neumann, M.; Bensing, J.; Mercer, S. W.; Ernstmann, N.; Pfaff, H.: Analyzing the »nature« and »specific effectiveness« of clinician empathy: A theoretical overview and contribution towards a theory-based research agenda, in: Patient Education and Counseling 74, 2009, S. 339–346

88 Temel, J. S.; Greer, J. A.; Muzikansky, A. et al.: Early Palliative Care for Patients with Metastatic Non-Small-Cell Lung Cancer, in: The New England Journal of Medicine 363, 2010, S. 733–742

89 Palm, Noah W. et al.: Der Sinn der Allergie, in: Spektrum der Wissenschaft, März 2013, zit. nach: Nature 484, S. 465–472

90 Okada, H. et al.: The »hygiene hypothesis« for autoimmune and allergic diseases: an update, in: Clinical & Experimental Immunology 160 (1), 2010, S. 1–9

91 von Mutius, Erika et al.: The PASTURE project: EU support for the improvement of knowledge about risk factors and preventive factors for atopy in Europe, in: Allergy 61, 2006, S. 407–413

92 Rook, Graham A. W. (Hrsg): The Hygiene Hypothesis and Darwinian Medicine, Progress in Inflammation Research, Basel 2009

93 Forschergruppe Diabetes der TU München: Kaiserschnitt erhöht das Risiko für Typ 1 Diabetes, 14.2.2012; Bonifacio, Ezio; Warncke, Katharina; Winkler, Christiane; Wallner, Maike; Ziegler, Anette-G.: Cesarean Section and Interferon-Induced Helicase Gene Polymorphisms Combine to Increase Childhood Typ1 Diabetes Risk, in: DIABETES 60, 2011, S. 3300–3306

94 Le Chatelier, Emanuelle et al.: Richness of human gut microbiome correlates with metabolic marker, in: Nature 500, 2013, S. 541–546

95 Olszak, Torsten: Microbial Exposure During Early Life Has Persistent Effects on Natural Killer T Cell Function, in: Science 2, 2012, S. 1

96 Hill, David A.: Commensal bacteria-derived signals regulate basophil hematopoiesis and allergic inflammation, in: Nature Medicine 18 (4), 2012

97 Persönliches Interview, April 2012

98 Interview in: Zeit online, 11.7.2013

99 The Look AHEAD Research Group: Cardiovascular Effects of Intensive Lifestyle Intervention in Type 2 Diabetes, in: The New England Journal of Medicine 369, 2013, S. 145–154

100 Logue, J.; Sattar, N.: Obesity and mortality: summary of best evidence with explanations for the obesity paradox, in: Heart and Metabolism 48, 2010, S. 11–13

101 Ioannidis, John; Schoenfeld, J. D.: Is everything we eat associated with cancer? In: The American Journal of Clinical Nutrition 97 (1), 2013, S. 127–134

102 Swithers, Susan E: Artificial sweeteners produce the counterintuitive effect of inducing metabolic derangements, in: Trends in Endocrinology and Metabolism 6 (2013), S. 1–11

103 OECD: Health at a Glance 2009

104 Gesundheitsdirektion Zürich, 2009; zit. nach: Ofner, Michael Erwin: Die Khalifa-Therapie: Eine komplementäre Methode bei rupturierten Kreuzbändern – Preliminäre Ergebnisse einer klinischen prospektiven Studie, Graz 2009

105 Persönliches Gespräch, November 2013

106 Persönliches Gespräch, November 2013

107 Persönliches Gespräch, September und November 2013

108 Zit. nach: »scobel«, 3sat, 14.2.2013

109 Zit. nach: »scobel«, 3sat, 8.9.2013

110 Popp, Fritz-Albert: Biophotonen – Neue Horizonte in der Medizin: Von den Grundlagen zur Biophotonik, Stuttgart 2006

111 Interview in: Impuls. Das Magazin des Österreichischen Berufsverbandes für Kinesiologie 29/2013

112 Zit. nach: Spiegel.de Wissenschaft, 23.8.2005

113 Interview Anton Zeilinger in: Wiener Zeitung, 7.12.2012

114 Informationen der Max-Planck-Gesellschaft, 12.6.2012

115 Mitteilung der Technischen Universität Wien, 28.2.2013

116 Interview in: Wiener Zeitung, 7.12.2012

117 NZZ, 3.11.2010

118 Zit. nach: Zukunft Forschung, Universität Innsbruck, 02/2011

119 Walach, Harald: Die generalisierte Quantentheorie, zit. nach: http://harald-walach.de/forschung/schwache-quantentheorie/, abgerufen: November 2013; und: Walach, Harald: Generalisierte Quantentheorie: Eine theoretische Basis zum Verständnis transpersonaler Phänomene, in: Belschner, W.; Hofmann, L.; Walach, H. (Hrsg.): Auf dem Weg zu einer Psychologie des Bewusstseins. Transpersonale Studien 8, Oldenburg 2003

120 Persönliches Gespräch, August 2013

121 Persönliche Mitteilung, Interview für die Zeitschrift »profil«

122 Hansen, Johnni; Lassen, Christina F.: Nested case-control study of night shift work and breast cancer risk among women in the Danish military, in: Occupational and Environmental Medicine, 29.5.2012

123 Bliwise, Donald L. et al.: Morning versus evening hemo-dialysis, in: American Journal of Kidney Diseases 42 (1), 2003, S. 213

124 Bericht von Jan Born, Schlafforscher an der Universität Tübingen, in: Wiener Zeitung, 3.6.2013

125 Bengel, J.; Strittmatter, R.; Willmann, H.: Was erhält Menschen gesund? – Antonovskys Modell der Salutoge-nese, Forschung und Praxis der Gesundheitsförderung, Fachheftreihe der Bundeszentrale für gesundheitliche Aufklärung, Band 6, Köln 1998

126 Antonovsky, A.: Salutogenese. Zur Entmystifizierung der Gesundheit. Deutsche, erweiterte Ausgabe von Alexa Franke, Tübingen 1997

127 Antonovsky, A.: Health, stress, and coping, San Francisco 1979

128 Werner, E. E.; Smith, R. S.: Vulnerable but Invincible: A Study of Resilient Children, New York 1982; und: Werner, E. E.: Risk, resilience and recovery: Perspectives from the Kauai Longitudinal Study, in: Development and Psychopathology 5, 1993, S. 503–515

129 American Psychological Association (APA) (Hrsg.): The road to resilience, www.apahelpcenter.org/dl/the_road_to_resilience.pdf, 13.11.2009

130 Zit. nach: Nuber, Ursula: Resilienz, in: Psychologie Heute 9/2005

131 Zit. nach: http://www.beobachter.ch

132 In: Stacher, Alois; Bergsmann, O. (Hrsg.): Grundlagen für eine integrative Ganzheitsmedizin, Wien 1993

133 Langbein, Kurt; Bardehle, Peter: Entdecker der Wellness – Gesundheitskünste im alten China, Indien und Rom, TV-Dokumentation, 3 x 45 Minuten, 2007

134 Ebd.

135 Ebd.

136 Persönliches Gespräch, Oktober 2013

137 Persönliches Gespräch, November 2013

138 Zentrum zur Dokumentation von Naturheilverfahren: Volksmedizin in Tirol, Innsbruck 2001

139 Persönliches Gespräch, Oktober 2013

140 Obrecht, Andreas J.: Die Welt der Geistheiler. Zur
     Renaissance magischer Weltbilder, Wien 1999

141 Interview für die TV-Dokumentation »Wie Heiler hei-
     len«, November 2013

142 Interview in: profil 37/2009

143 Zit. nach: Wild, Claudia; Piso, Brigitte: Zahlenspiele in
     der Medizin. Eine kritische Analyse, Wien 2010

144 Tumorregister München, tumorspezifische Auswertun-
     gen, http://www.tumorregister-muenchen.de

145 Borges, Virginia F.; Elias, Anthony D.: The Era of
     High-Dose Chemotherapy for Breast Cancer: Revisiting
     a Troubled Quest, in: Journal of Clinical Oncology,
     August 2011

146 Ioannidis, J. P. A.: Why Most Published Research
     Findings are False, in PLoS Medicine 2 (8), 2005

147 El Dib, R. P.; Atallah, A. N.; Andriolo, R. B.: Mapping the
     Cochrane evidence for decision making in health care,
     in: Journal of Evaluation in Clinical Practice 13/2007,
     S. 689–692

148 Persönliches Gespräch, April 2012

149 Tschuschke, Volker: Psychoonkologie, Stuttgart 2011,
     S. 97 ff.

150 Beck-Bornholdt, Hans-Peter; Dubben, Hans-Hermann:
     Der Hund, der Eier legt: Erkennen von Fehlinformation
     durch Querdenken, Hamburg 2006

151 Tschuschke, Volker: Psychoonkologie, Stuttgart 2011,
     S. 113 ff.

152 Persönliches Gespräch, Januar 2013

Unsere Leseempfehlung

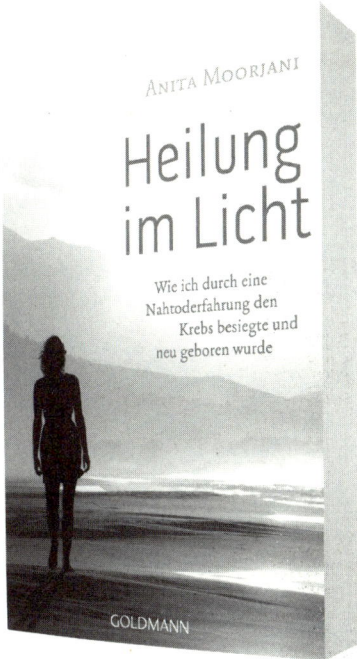

256 Seiten
Auch als E-Book
und Hörbuch
erhältlich

Anita Moorjani war an Krebs erkrankt und lag im Sterben. Doch als sie das Bewusstsein verlor, fand sie sich plötzlich in einem von Licht und Ekstase erfüllten Raum wieder. Tiefgreifende Erkenntnisse über unsere göttliche Natur, unsere Aufgabe auf der Erde und den Sinn ihrer Krankheit strömten auf sie ein. Obwohl sie gerne in diesem jenseitigen Raum geblieben wäre, entschloss sie sich, zurückzukehren, denn sie erkannte: „Der Himmel ist kein Ort, sondern ein Zustand." Anita Moorjani kehrte ins Leben zurück, und in der Folge heilte ihr Krebs zur Überraschung aller Mediziner vollständig ab.

www.goldmann-verlag.de
www.facebook.com/goldmannverlag

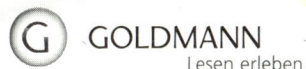 GOLDMANN
Lesen erleben

ÜBER DIE WURZELN DES DESTRUKTIVEN

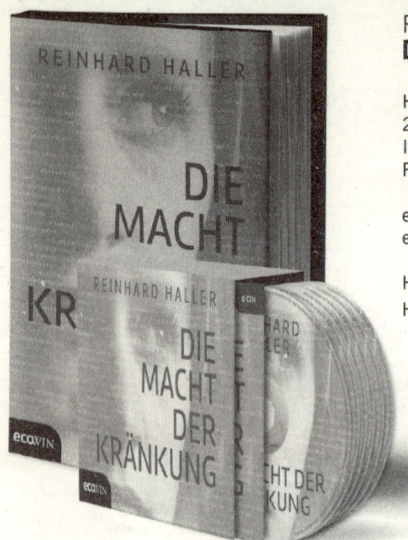

REINHARD HALLER
DIE MACHT DER KRÄNKUNG

Hardcover mit Schutzumschlag
248 Seiten / 14,5 x 21 cm
ISBN 978-3-7110-0078-1
Preis: 21,95 €/31,50 CHF*

eBook ISBN: 978-37110-5139-4
eBook Preis: 17,99 €/27,00 CHF*

Hörbuch ISBN 978-3-7110-5148-6
Hörbuch Preis: 19,99 €**/29,90 CHF*

»Das Buch über eine der gefährlichsten Gefühlslagen der Menschheit.«
FALTER

»Der Mann weiß, wovon er spricht.«
KURIER

Nahezu jedem menschlichen Problem liegt eine Kränkung zugrunde – der Arzt und Psychotherapeut Reinhard Haller zeigt anhand ausgewählter Beispiele, welche Macht Kränkungen haben können und wie es gelingen kann, an seelischen Verletzungen zu wachsen und die eigene Persönlichkeit zu stärken.

* CHF-Preise sind unverbindliche Preisempfehlungen des Verlages
** Unverbindliche Preisempfehlung

Spannend.